Georges Ohsawa
(Nyoiti Sakurazawa)

Zen Makrobiotik

Der Weg zu Langlebigkeit und Verjüngung

Mit 238 Kochrezepten und Behandlungshinweisen bei den häufigsten Krankheiten

महजीवः

Übersetzung aus dem Englischen von Marie Arnoldi

Titel der Originalausgabe: *Zen Macrobiotics* by Georges Ohsawa, published in New York City by the author in 1960.

Die deutsche Ausgabe erschien Anfang der 1960er Jahre im Franz Thiele Verlag (Hamburg) und ist dort in unveränderter Form bis 2002 nachgedruckt worden (22 Auflagen) und bis ca. 2010 verfügbar gewesen.

Die hier vorliegende Ausgabe ist der unveränderte Nachdruck der Originalausgabe aus dem Franz Thiele Verlag.

Bibliographische Information Der Deutschen Bibliothek
Die Deutsche Bibliothek verzeichnet diese Publikation in der Deutschen Nationalbibliographie; detaillierte bibliographische Daten sind im Internet (www.dnb.de) abrufbar.

2013

VERLAG MAHAJIVA Wolfgang Christalle
D-48366 Holthausen/ü. Münster

ISBN-13: 978-3-924845-37-7
ISBN-10: 3-924845-37-9

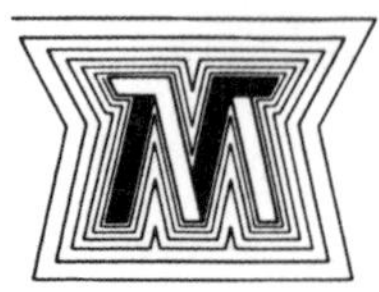

2. Auflage 2023

Inhalt

Anmerkung des Verlages: Mittlerweile (wir schreiben das Jahr 2023) gibt es eine Vielzahl von Veröffentlichungen zum Thema „Makrobiotik" – sowohl auf Papier als auch im Internet.

Doch aufgepaßt: „Nicht überall, wo Makrobiotik draufsteht, ist auch Makrobiotik drin!" Selbst ansonsten glaubwürdige, seriöse Lexika schreiben über Makrobiotik zuweilen haarsträubenden Unsinn.

Auf der Suche nach weiteren Informationen zu diesem Thema sind also das eigene Urteilsvermögen und genaues Hinsehen gefragt...

Einführung

Zwei Wege zum Glück — Durch Gesundheit

Glück ist das Ziel jedes Menschen auf dieser Welt. Aber was ist Glück im Westen, und besonders im äußersten Westen, in Amerika? Ich weiß es nicht. Im Osten wurde vor tausenden von Jahren von Weisen der Begriff Glück definiert, daß er aus fünf Faktoren bestünde:

1. Der erste grundlegende Faktor des Glückes ist Freude, eine interessante, strahlende und gesunde Langlebigkeit,
2. der zweite ist, frei von Geldsorgen zu sein,
3. der dritte, die instinktive Fähigkeit, Unglücksfälle und Schwierigkeiten zu vermeiden, die vorzeitigen Tod verursachen könnten,
4. eine liebevolle Anwendung der Ordnung des unendlichen Universums auf allen Ebenen,
5. nicht der Erste sein zu wollen, um nicht der Letzte zu werden, sondern der Letzte zu sein, damit man für immer der Erste werden kann.

Alle östliche Philosophie ist die praktische Lehre, wie ein solches Glück zu verwirklichen ist. Sie ist biologisch, physiologisch, sozial, ökonomisch und logisch. Es ist dem Lehrer untersagt, die tiefe Bedeutung der Philosophie vom Aufbau des unendlichen Alls zu erklären. Wir müssen zeigen, wie wir dieses Glück verwirklichen, für uns selbst und durch uns selbst. Es gibt keine theoretischen Belehrungen, nur praktische. Schulbildung wird als völlig unnötig erachtet, sogar abgelehnt. Alle großen Menschen sind autonom und self-made. Jede Berufserziehung schafft Sklaven, und Sklavenmentalität ist die Ursache allen Elends.

In diesem Buch, das Ihnen als Führer dienen soll, habe ich vermieden, die Yin-Yang-Philosophie des Glückes zu erklären, die Höchste Urteilsfähigkeit und den Schlüssel zum Reich des Himmels, wie Lao-Tse, Buddha, Song-tse usw. es taten, weil darüber schon so viele Bücher geschrieben wurden. Jedes intellektuelle und begriffliche Verständnis einer solchen Philosophie ist völlig zwecklos, wenn Sie nicht tagein, tagaus, und immer mehr und mehr ein glückliches Leben verwirklichen können. Niemand kann das schöne, wunderbare stromlinienförmige Schwimmen der großen und kleinen Fische erlernen und meistern, ohne ins Wasser zu gehen.

Wenn Sie gewillt sind, in die Philosophie des Ostens einzudringen, die diese fünf Elemente des Glückes gewährleistet, versuchen Sie wenigstens eine Woche oder zwei diese makrobiotische Technik. Ich gebe Ihnen diesen Rat, nachdem ich diese Methode seit 48 Jahren lehre. Das ist der erste Schritt zum Glück, davon bin ich überzeugt.

Der andere Weg, über philosophische, intellektuelle, theoretisch-begriffliche Studien, ist lang, schwierig, ermüdend, endlos und fruchtlos.

Vergessen Sie nicht, daß die östliche Philosophie praktisch ist. Sie steht den medizinischen Methoden völlig fremd gegenüber, die vorgibt, das körperliche Glück wiederherzustellen, in Wirklichkeit aber die Anzahl der Leidenden und Kranken durch immer neue pharmazeutische Produkte und immer komplizierter werdende chirurgische Eingriffe vergrößert. Die östliche Philosophie ist einfach eine praktische Lebensdisziplin, die jeder beobachten kann, mit größter Freude, wann und wo immer er will.

Gesundheit und Harmonie von Geist, Seele und Körper werden gleichzeitig wieder hergestellt. Sie sind die Grundbedingungen eines freudvollen Lebens.

Vorwort

Durch Gesundheit zum Frieden

Alle großen Religionen wurden im Osten geboren! Licht aus dem Osten. - Ex oriente lux -. Dank ihrer Religionen lebten die östlichen Völker, vor allem die fernöstlichen, Jahrtausende hindurch ohne grausame Kriege, bis zur Einführung der westlichen Zivilisation. Japan wurde immer das Land der Langlebigkeit und des Friedens genannt.

Alles in dieser relativen, "flutenden" Welt ist einem ewigen Wechsel unterworfen.

Die asiatischen und afrikanischen Länder wurden von der westlichen Zivilisation kolonisiert. Sie waren so friedliebend, daß sie in ihrem Alltagsleben alle Traditionen aufgaben, um die westliche Art zu leben anzunehmen.

Die eingeführte Zivilisation wurde immer mächtiger. Die Kriege wurden immer heftiger und grausamer. Die moderne, wissenschaftliche Zivilisation ist für den Menschen zur neuen Religion geworden. Wir bewundern sie sehr. Können wir aber hoffen, daß diese neue, glänzende Zivilisation durch die alte Zivilisation, die Gesundheit, Freiheit, Glück und Frieden bedeutet, ihre Ergänzung finden wird?

Seit achtundvierzig Jahren habe ich danach gesucht: ich glaube, ich habe den Weg gefunden, wie diese beiden zu verbinden sind. Wenn sie unsere 5000 Jahre alte Philosophie studieren, die ein dialektisches , paradoxes, non-violent "Sesam öffne dich" ist, werden Sie viele Probleme lösen können, nicht nur wissenschaftliche, soziale und medizinische, sondern auch die großen Probleme wie Glück und Freiheit. Zu diesem Zweck müssen Sie die einfache, praktische und "amüsante" Philosophie des Ostens studieren, wie wir seit mehr als hundert Jahren, freiwillig oder unfreiwillig, alles aus dem Westen annahmen.

Zuerst müssen Sie wissen, wie man im Osten ißt und trinkt, da dies das fundamentale Gerüst für Glück und Gesundheit ist. In unserem Land wird - oder vielmehr wurde - Essen und Trinken

Dialektik = Denken in gegensätzlichen Begriffen von Thesis und Antithesis zur aus beiden entwickelten höheren Stufe der Synthesis.

als wichtigste göttliche Kunst des Lebens angesehen. Deshalb haben wir Vorschriften ! In Ihrem Lande aber, oder in Ihrem Alltagsleben, scheinen Essen und Trinken vom Vergnügen, vom sinnenmäßigen Urteil diktiert.

In diesem Buch werden Sie hunderte von Arten finden, was man ißt und trinkt. Sie haben alle zum Ziel, Glück und Gesundheit zu schaffen. Sie sind völlig verschieden von der Kochweise der Restaurants und der üblichen häuslichen Art, zu kochen.

Die Makrobiotik ist grundlegend für die Art, wie man in den Buddhistischen Klöstern ißt und trinkt. Deshalb wird sie "SYOZIN RYORI" genannt, darunter versteht man eine Kochweise, die das höchste Urteilsvermögen verbessert. Der Philosophie liegt die Psychologie zugrunde. Was Sie heute in den chinesischen und japanischen Restaurants essen, die in New York als sehr "chic" gelten, spricht nur Ihr niedriges Sinnenurteil an und verdunkelt Ihr höheres Urteilsvermögen völlig. Aber die wirklichen Meister der chinesischen und japanischen Kochkunst können für Sie Speisen zubereiten, die nicht nur köstlich sind, sondern auch Glück und Gesundheit schaffen, in Übereinstimmung mit den makrobiotischen Prinzipien.

Wenn die Nahrungsmittelindustrie, z.B. die der Vereinigten Staaten, die makrobiotischen Nahrungsmittel und Getränke annehmen und industrialisieren würde, so würde das in der Geschichte der Menschheit die erste Ernährungsrevolution bedeuten, und den ersten entscheidenden Endkampf gegen Krankheit und Elend.

„Ergänzende Anmerkung“

von Jiro Nakamura (Ohsawa-Zentrale, Düsseldorf)

Um dem Vorwurf der Irreführung zu begegnen, bitten wir, nachfolgende Anmerkung zu beachten.

Wie wir auch schon in unserem Prospekt geschrieben haben, hat Herr Ohsawa außerordentlich viele Bücher hinterlassen, doch ist seine Ausdrucksweise oft asiatisch, einfach und philosophisch und wird vom westlichen Menschen gern zu wörtlich genommen, woraus leicht Mißverständnis und Fanatismus entstehen. Nur mit Vernunft und Instinkt kann man die wahre Größe der Lehre Ohsawas erkennen, aber wer einmal die Erkenntnis gewonnen hat, wird sein ganzes Leben immer größeren Nutzen daraus ziehen.

Besonders die Objektivität der Naturwissenschaften hat Ohsawa mit seinem eigenen organischen Denkmodell umfaßt, daher mag seine Ausdrucksweise manchmal unlogisch und ungewohnt klingen, z.B. die Angabe, Frau Ohsawa habe in drei Tagen Epilepsie geheilt. Bei Ohsawa sollte man diese Ausdrucksweise so verstehen, daß in drei Tagen die Anfälle unterdrückt werden können. Ähnliche, sehr vereinfachte Aussagen Ohsawas sollten in gleicher Form ausgelegt werden, denn wenn geschrieben steht, daß etwas in zehn Tagen heilbar ist, gibt es die Möglichkeit, beruhend auf vielen Erfahrungen, daß die Beschwerden in zehn Tagen unterdrückt werden können und eine Linderung zu erreichen ist.

Auch für die bei den verschiedenen Krankheiten empfohlenen Nahrungsmittel ist dementsprechend - durch jahrelange Erfahrungen bestätigt - eine positiv wirkende Tendenz bzw. die Möglichkeit einer Linderung gemeint.

Wir bitten nochmals um eine gute und intuitive Überlegung sowie innere Einstellung und wünschen ein lehrreiches, einfühlsames Studium.

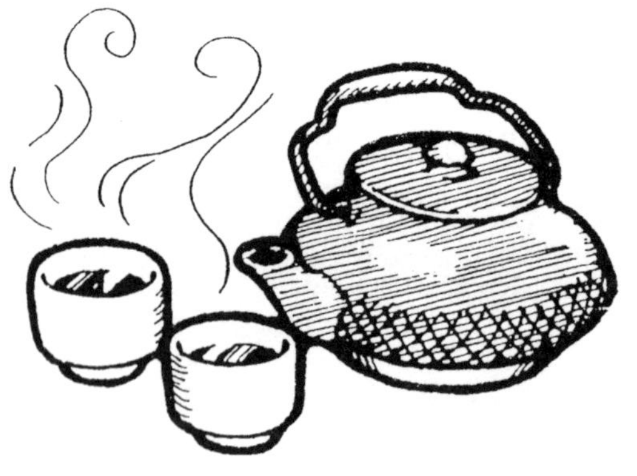

Weitere Schriften von Georges Ohsawa

- *Auch Sie sind Sanpaku* (Einführung in die makrobiotische Denkweise, mit einem ausführlichen Erfahrungsbericht von William Dufty)
- *Das Buch vom Judo* (Das ursprüngliche Judo als Mittel zur eigenen Verwirklichung und als Weg zum Weltfrieden)
- *Clara Schumann und die Dialektik des Einzigen Prinzips*
- *Das Einzige Prinzip der Philosophie und der Wissenschaft des Fernen Ostens* (Die Philosophie der Makrobiotik)
- *Die fernöstliche Philosophie im nuklearen Zeitalter* (Das Einzige Prinzip als Chance zum Überleben)
- *Jack und Mitie im Occident* (Philosophischer Reisebericht aus dem Dschungel namens „Zivilisation")
- *Krebs und die fernöstliche Philosophie der Medizin*
- *Kurzer Abriß der diätetischen Medizin des Fernen Ostens*
- *Leben und Tod*
- *Lebensführer Makrobiotik – Handbuch*
- *Mahatma Gandhi – ein ewiges Kind* (Gandhis Leben im Spiegel der Yin/Yang-Dialektik der fernöstlichen Philosophie)
- *Makrobiotik: Eine Einladung zu Gesundheit und Glück* (Einführung in die Makrobiotik, mit ausführlichem Anhang von Herman Aihara)
- *Die Philosophie der Medizin des Fernen Ostens und die Akupunktur* (Akupunktur und Makrobiotik)
- *Praktischer Leitfaden der makrobiotischen Heilkunde des Fernen Ostens* (Kompendium für Fortgeschrittene)
- *Rauchen, Marihuana und Drogen* (Mit Beiträgen von Herman Aihara und Fred Pulver)
- *Das Wunder der Diätetik* (Die Philosophie der Medizin des Fernen Ostens - das Buch von der höchsten Urteilsfähigkeit)

Ausführliches Rezeptbuch zur ***Zen Makrobiotik:***

- *Makrobiotische Ernährungslehre nach Ohsawa* (200 Rezepte, zusammengestellt von Jiro Nakamura und Marie Arnoldi)

Eine einfache Mahlzeit:

Reis

Gemüse

Misosuppe

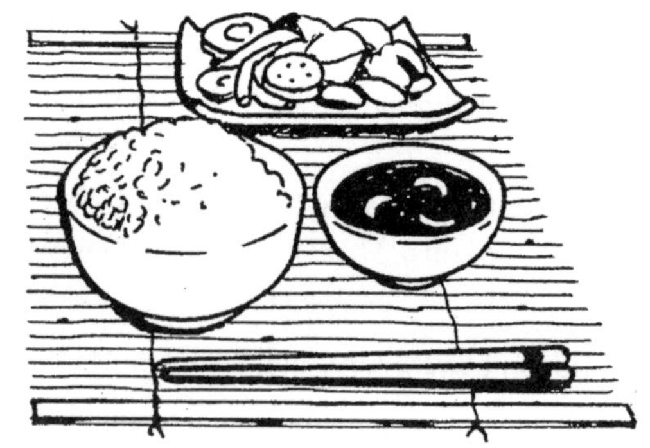

Kapitel 1

Makrobiotik und östliche medizinische Philosophie

Makrobiotik ist keine empirische Volksmedizin, noch eine spirituelle, religiöse, mystische, oder sog. wissenschaftliche, symptomatische und palliative Medizin. Sie ist die biologische und physiologische Nutzanwendung der östlichen Philisophie und Medizin.

Die makrobiotische Diät ist die biologische und physiologische Nutzanwendung eines dialektischen Begriffes vom unendlichen Universum. Dieser Begriff ist 5000 Jahre alt und zeigt den Weg zum Glück über die Gesundheit. Der Weg von der Gesundheit zum Glück muß jedem offen stehen, dem Reichen und Armen, dem Klugen und Unwissenden. Er muß praktisch sein, und auch theoretisch. Jede Theorie, wissenschaftlich, religiös oder philosophisch, ist zwecklos, wenn Sie zu schwierig ist und praktisch nicht anwendbar. Jede Kunst, Praxis und Technik sind gefährlich, wenn sie keine feste theoretische Grundlage haben.

Die Makrobiotik ist sehr einfach in der Anwendung. Jeder kann sie sich aneignen in seinem Alltagsleben, überall und zu jeder Zeit, wenn er wirklich von allen physiologischen und mentalen Schwierigkeiten frei sein will. Millionen und Millionen haben im fernen Osten seit tausenden von Jahren Glück, Freiheit, Kultur und Frieden gefunden, dank der makrobiotischen Lehre eines Lao-tse, Song-tse, Confucius, Buddha, Mahavira, Nagarjuna usw. und vieler Shintoisten, und lange vor ihnen der Weisen, die die bedeutende medizinische Wissenschaft Indiens schufen.

Heute sind all diese Lehren in Vergessenheit geraten. Alles was einen Anfang hat, hat ein Ende. Sie wurden alle mit Aberglauben, Mystizismus und Berufsspielertum vermischt. Darum will ich Ihnen eine neue Auslegung der makrobiotischen Lebensweise bringen. Man muß sie einhalten, wenn man eine Philosophie des Ostens verstehen will. Auch die alten Griechen wußten, ein gesunder und klarer Geist kann nicht in einem gespannten und gestörten Körper sein.

Makrobiotik = kommt vom Griechischen » macro « - groß, und » bio » - Lebenskraft; » biotic « - ist Technik der Verjüngung.

Warum ich dieses Buch geschrieben habe

Warum gibt es in der modernen westlichen Zivilisation so viele Krankenhäuser und Heilstätten, so viele Medizinen und Drogen und so viele mentale und physische Krankheiten? Warum gibt es so viele Gefängnisse, so viel Polizei und auch so ungeheure Luft-, See- und Landstreitkräfte?

Die Antwort ist sehr einfach. Wir sind physiologisch krank, und auch in unseren Gedanken. Aber warum ist das so, in solch großartigen, zivilisierten Ländern? Weil wir unwissend sind über die wirklichen Ursachen dieser Krankheit: über ihre philosophische, biologische, moralische und physiologische Wurzel. Warum sind wir das? Weil wir so erzogen wurden. Die moderne Erziehung entwickelt nicht die Fähigkeit zur Freiheit, zum Glück und zur Gerechtigkeit im menschlichen Wesen. Im Gegenteil, sie macht den Menschen "berufsmäßig", d. h. zum irrationalen Sklaven, grausam, einfältig, dem Geld verhaftet.

Glück oder Elend, Krankheit oder Gesundheit, Freiheit oder Versklavung: alles hängt von unserem täglichen Verhalten und von unseren täglichen Handlungen ab. Diese Handlungen werden von unserem Urteil diktiert, das wiederum hervorgerufen wird durch unser Begreifen der Beschaffenheit der Welt und des unendlichen Universums. Aber es gibt keine Schule oder Universität, in der wir lernen können wie man korrekt und frei urteilt, denkt und versteht. In Frankreich habe ich überall in großen Buchstaben die Worte Freiheit, Gleichheit, Brüderlichkeit gelesen, aber niemals die Verwirklichung.

Das Leben ist unendlich interessant und wunderbar. Alle Wesen (mit nur einer Ausnahme: der Mensch), Vögel, Insekten, Fische, Mikroben, selbst die Parasiten leben frei und glücklich in der Natur, niemals angestellt, niemals von anderen oder sich selbst zu irgend etwas gezwungen. Ich habe zwei Jahre im indischen und ein Jahr im afrikanischen Dschungel gelebt. Dort begegnete ich nicht einem einzigen Affen, einem Krokodil, einer Schlange oder einem Elefanten, die unglücklich oder krank waren, oder für andere oder für Geld arbeiteten. Ich fand unter all diesen Lebewesen keinen Rheumatiker oder Diabetiker, keine asthmatische oder krebsartige Veranlagung, keines mit zu hohem oder zu niedrigem Blutdruck. Auch alle primitiven Menschen, die dort lebten, waren glücklich, ehe die Invasion ihrer "Kolonisatoren" kam, mit Gewehren bewaffnet, mit Alkohol, Schokolade und Christentum.

Ihr einziges Lebensprinzip war, "wer das tägliche Leben nicht genießen kann, soll nicht essen."

Ich bin der einzige, vielleicht der letzte, "zornige" Mann der farbigen Rasse, der ein ebenso glückliches Leben führen will wie seine Vorfahren. Ich möchte das Reich jener wieder herstellen, die nicht essen dürfen, wenn sie das Leben nicht genießen. (Jeder ist glücklich, wenn nicht, dann ist es seine eigene Schuld. - Epiktet). In diesem Reich gibt es keinen Arbeitgeber, keinen Angestellten, keinen Lehrer, keine Schule, kein Krankenhaus, keine pharmazeutische Fabrik, keine Polizei, kein Gefängnis, keinen Krieg, keinen Feind, sondern alle sind nahe Freunde, Brüder, Schwestern, Eltern oder Kinder, Mann oder Frau, keine erzwungene oder verpflichtende Arbeit, keine Strafe, kein Verbrechen, alle sind unabhängig und autonom.

Ich bin aber kein Revolutionär. Ich habe nicht die Absicht, ein sichtbares Weltreich neu zu errichten. Ich möchte nur einige Menschen in mein unsichtbares Weltreich einladen, welches von Samuel Butler einst "Erewhon" und von Carrol "Wunderland" genannt wurde. Darum schreibe ich dieses Buch. In diesem unsichtbaren Reich "Erewhon" oder "Wunderland" haben wir 365 glückliche Weihnachtstage im Jahr, statt nur einen.

Um dieses Wunderland zu betreten, brauchen Sie keine Zulassung, wenn Sie über die Makrobiotik lesen, sie befolgen, und das "Buch vom richtigen Urteil und Verständnis" studieren wollen, das den ziemlich pedantischen Titel trägt: "Die Philosophie der fernöstlichen Medizin".

Was ist die Phiosophie des Fernen Ostens?

Es lebte einmal ein großer, freier Mensch, "Hou-i"genannt, der einen seltsamen steinernen Schlüssel entdeckte, der das unsichtbare Tor zum Reich des Himmels öffnete, für das "Erewhon" oder "Moni-Kodo" der richtigere Name ist. Er lebte auf einem hohen Plateau, irgendwo im Herzen eines alten Kontinents, der äußerst heiß bei Tage, äußerst kalt bei Nacht war. Er hatte keine Waffen, kein Werkzeug, kein Hemd, keine Kleider, keine Schuhe, kein Haus, keine Papierscheine ("Geld" genannt), keine Arzneiläden. Aber er lebte und genoß das Leben, wie es alle seine Freunde taten, die Vögel, Fische, Schmetterlinge und alle prähistorischen Tiere. Er kannte kein Gesetz, keine Macht, die ihn zwang; er kannte keinen Gebieter, keinen Dieb, keinen Journalisten, keinen Arzt, kein Telephon, keinen Paß noch Visum, keinen Aufseher und keine Steuern. Nichts belästigte ihn.

Millionen Jahre vergingen. Die menschlichen Gesellschaftsformen entstanden, und dann die "Zivilisation". Die Lehrer erschienen. Die Erziehung begann. Das heißt, diese berufsmäßigen Lehrer verfertigten eine Nachbildung dieses seltsamen Steinschlüssels und verteilten ihn unter das Volk als Talismann oder einen kostbaren Stein zu hohem Preis, und jeder wollte ihn zu eigen haben. Der von den Lehrern imitierte Schlüssel wurde Jahrtausende hindurch sehr gut verkauft.

Ich will den wirklichen Schlüssel zum Reich der Freiheit, des Glückes und der Gerechtigkeit kostenlos an eine bestimmte, sehr begrenzte Anzahl von Menschen verteilen. Im Gegensatz zu berufsmäßigen Lehrern genieße ich mein Leben in überreicher Fülle als Bürger dieses Königreiches, und ich bin nicht Besitz oder Papier ("Geld" genannt) verhaftet.

Um meine Mission zu verwirklichen, spreche ich in einer speziell kindlichen Sprache, die nur von jenen verstanden werden kann, die dieses Königreich verdienen. Wie weiß man aber, ob man meine Lehren verstanden hat? Das ist sehr einfach. Wer sie versteht, kann seine Gesundheit wieder herstellen, physiologisch und seelisch, und sich im Reich der Freiheit, des Glücks und der Gerechtigkeit befinden. Ich nenne die Art und Weise, wie ich dieses Königreich auslege, die "Philosophie des Fernen Ostens".

Natürlich ist sie für jene, die viele Jahre hindurch von berufsmäßigen Lehrern erzogen wurden, sehr schwer zu verstehen. Für die aber, die nicht allzu "gebildet" sind, ist sie sehr, sehr leicht zu verstehen und auszuüben. Sie ist nicht auf Grund ihrer theoretischen Verworrenheit schwierig, sondern wegen ihrer großen Einfachheit. Ich schenke Ihnen den Schlüssel, der in Wahrheit ein Reiseführer zum "Reich des Himmels" ist. Das ist meine Auslegung der Philosophie des Fernen Ostens, die wenigstens 5000 Jahre alt ist. Sie erscheint in einer völlig neuen Form, da die alte Schule der Philosophie im Laufe von Jahrtausenden von sog. "berufsmäßig" Gebildeten oder sog. Heiligen gänzlich verfälscht, verstümmelt und umgebildet wurde. Die Lehrer der modernen Zivilisation fahren mit dieser Verstümmelung fort. Ich würde sehr, sehr glücklich sein, wenn ich einigen Menschen begegnen könnte, die mich völlig verstehen.

Meine Philosophie (oder meine neue Auslegung der alten Philosophie) baut sich auf der festen Grundlage der fernöstlichen Medizin auf. Diese Medizin ist eine physiologische und biologische Anwendung der prähistorischen Philosophie. Nicht nur die Medizin, alle fünf großen Weltreligionen wurden auf dieser Grundlage errichtet. Darum war Jesus ein Wunderheiler, sowohl von physischen als auch mentalen Krankheiten. Wenn die Medizin nur physische Krankheiten heilen kann, dann ist sie eine schwarze Magie oder Satan, der uns unglücklicher macht als je zuvor; nur die physische Krankheit zu heilen ist unmöglich. In Wirklichkeit sind mentale Agonie und Angstzustände die eigentliche Hölle, die noch kein Sputnik oder ein Elektronenmikroskop entdeckt hat. Diese Hölle ist charakteristisch für alle, welche die Beschaffenheit des Universums und seine Gesetze nicht kennen.

Meine medizinische Philosophie wirkt in der Tat Wunder. Ich selbst bin tief und immer tiefer von seiner ans Wunderbare grenzenden Wirksamkeit und Überlegenheit überzeugt. Ich heilte mich von Tuberkulose und anderen unheilbaren Krankheiten, nachdem ich von den Ärzten -vor meinem 20. Lebensjahr- glücklicherweise aufgegeben worden war. Seither habe ich tausende und abertausende von erstaunlichen Heilungen armer, verzweifelter Menschen gesehen -in ganz Asien, Afrika und Europa-, die meine medizinische Philosophie anwendeten, aus sich heraus und für sich selbst; ebenso wie die Vögel im Himmel, die Fische im Meer und die Tiere in der Wüste und im Walde es tun.

Ich verließ vor sieben Jahren meine Heimat Japan, um alle Länder der Welt zu besuchen, eine handvoll Freunde zu finden, die meine philosophische Medizin verstehen und annehmen könnten, um noch einmal auf diesem Planeten das unsichtbare Reich der Heiligkeit und Gesundheit (des Heils) wieder herzustellen.

Soll ich noch einmal erklären, daß meine medizinische Philosophie paradox, dialektisch, selbst von Kindern leicht zu erlernen und höchst praktisch ist? Die Theorie ist einfach. Nur ein Prinzip ist zu verstehen: Yin-Yang. Dieses Prinzip ist es, zu dem Toynbee kam, als er die Schlußfolgerung seiner langen geschichtlichen Forschungen zog. Man kann dieses dialektische Yin-Yang Prinzip auf jeder Ebene des Alltagslebens anwenden, da es die logische und kosmologische Grundlage unseres Lebens ist, der innerste Wesenskern eines Weltbegriffes oder der "Universale Kompaß". Man soll diesen universalen Kompaß anwenden, im Familien- und Eheleben, im täglichen, sozialen und politischen Leben.

Soll ich weiter gehen? Meine Philosophie ist keine Medizin, die um jeden Preis, selbst mit Gewalt, chemisch, physisch oder moralisch alle Symptome zu zerstören zum Ziele hat. Meine Philosophie ist eine einfache, praktische, theoretische Methode, die nicht nur eine medizinische Heilung gewährleistet (die Symptome werden einfach ausgeschaltet) oder eine Kontrolle über die physiologische Gesundheit, sondern überdies Frieden der Seele, Freiheit und Gerechtigkeit im Leben gibt. Und das kommt ohne Instrument, ohne ein Hilfsmittel zustande! Meine Philosophie ist umwälzender als die Atomenergie und die Wasserstoff-Bomben; sie stürzt alle Werte um, jede Philosophie und alle modernen technischen Errungenschaften. Meine Überzeugung gründet sich auf 47 jährige Erfahrung, nachdem ich solange meine Philosophie gelehrt habe; aber vielleicht irre ich mich sehr, insofern, als ich nur wenig Ärzte und Philosophen finden konnte, die fähig waren, die Einheit von Philosophie und Medizin zu verstehen.

Kapitel 2

Was ist meine Therapie?

Nach der fernöstlichen Medizin - wie ich sie verstehe - gibt es keine Therapeutik, da die Natur, die Mutter allen Lebens in diesem Universum, der größte Heiler ist. Krankheit sowohl wie Unglück, Verbrechen und Strafe sind das Ergebnis unrichtigen Verhaltens; eines Verhaltens, das die Ordnung des Universums vergewaltigt.

Unsere Heilung ist also unendlich einfach. Im Einklang mit unserem philosophischen Begriff von Welt und Beschaffenheit des Universums müßte jede Krankheit in 10 Tagen vollständig geheilt sein. Logisch gesehen sitzt jede Krankheit in unserem Blut oder wird vom Blut genährt, und täglich zerfällt ein zehntel unseres Blutes, das sind 300 000 000 Blutkörperchen pro Sekunde. Folglich sollte sich bei einer natürlichen, richtigen und biologisch normalen Ernährungsweise unser Blut in 10 Tagen gänzlich umgestalten und erneuern.

Die Theorie ist einfach. Auch die Logik sollte es sein. Die Technik erfordert jedoch Feinfühligkeit und kann sehr kompliziert sein. Keine Theorie ist von Nutzen ohne praktische Technik. Keine Technik ist sicher ohne einfache und klare Theorie. Unsere Therapie ist sehr einfach: natürliche Nahrung, keine Medizin, keine Chirurgie, keine Inaktivität. Es ist praktisch heute sehr schwierig, natürliche Nahrung und Getränke zu bekommen. Wenn Sie aber das All-Eine Prinzip aller östlichen Philosophie und Wissenschaft verstanden haben (d. h. den Aufbau des Universums und seine Ordnung), dann kann Sie nichts stören.

Die Theorie ist einfach in unserer alten Philosophie. Aber ihre Anwendung in unserem Alltagsleben kann sehr kompliziert sein, ebenso wie unsere Küche, unser Ackerbau und unsere Industrie sehr kompliziert sind. Aber alles hängt von Ihrem Verständnis und von Ihrer genauen Durchführung ab!

Unglück, Krankheit, Verbrechen

Jeder Fehlschlag und jeder Verfall von Weltreichen und ihren Kulturen ist von innen gekommen, wie Toynbee erkannte. Jedes Unglück, jede Krankheit, jedes Verbrechen kommen im Menschen aus ihm selbst, aus seiner eigenen Blindheit oder Unwissenheit über die Beschaffenheit des All-Lebens im Universum; denn der Mensch wird als Fürst der Schöpfung im Zentrum himmlischen Glückes geboren.

Unheilbare Krankheiten

Die sogenannte unheilbare Krankheit im Menschen ist eine phantastische Einbildung. Ich habe tausende von "unheilbaren Krankheiten" gesehen, z.B. Diabetes, Paralysen aller Arten, Leprose, Epilepsie, Asthma usw., die durch unsere dialektische Makrobiotik in 10 Tagen oder wenigen Wochen geheilt wurden. Ich bin deshalb überzeugt, daß es überhaupt keine unheilbare Krankheit in dieser Welt gibt, wenn wir unsere medizinische Philosophie richtig anwenden können.

Drei Arten von Heilung

Nach unserer philosophischen Medizin gibt es drei Kategorien von Heilungen:

1. Die symptomatische Heilung: Das Verschwinden und Zerstören der Symptome durch symptomatische Methoden (die palliative, physikalische, gewaltsame Heilmethode; das ist die symptomatische, animalische (grob sinnliche) oder mechanische Heilkunde.)

2. Die erzieherische Heilung: Die Verbesserung des Urteilsvermögens, die den Menschen befähigt, Kontrolle über seine physische Gesundheit auszuüben und aufrecht zu erhalten. (Das ist die eigentliche Heilkunde des Menschen.)

3. Die Heilung aus dem Schöpferischen (Geistigen): Ohne Furcht oder Angst zu leben, d.h. in Freiheit, Glück und Gerechtigkeit zu leben, das ist die Verwirklichung des eigenen Selbst. Es ist die Medizin für Geist, Körper und Seele.

Wenn Sie sich nicht ganz entschieden entschlossen haben, diese dritte Art von Heilung durchzuführen, um jeden Preis, aus eigener Kraft, durch sich selbst und um Ihrer selbst willen, haben Sie nicht nötig, dieses Buch zu studieren, denn Sie können nach der ersten Kategorie durch die offizielle Schulmedizin eine "Heilung" finden, oder nach der zweiten Kategorie durch mentale oder psychologische Methoden bis zu einem gewissen Grade geheilt werden. Die dritte Kategorie ist der Wolkenkratzer, der über den ersten beiden Kategorien von Heilung steht.

Was wir nicht heilen dürfen

Es gibt keine unheilbare Krankheit bei Gott, dem Schöpfer dieses unendlichen Universums, oder im Reich der Freiheit, des Glücks und der Gerechtigkeit.

Es gibt aber kranke Menschen, die wir nicht lehren dürfen, wie sie sich heilen. Es sind die Hochmütigen, die nicht als Erstes die Beschaffenheit des Unendlichen Universums und sein All-eines Prinzip (das Reich des Himmels und seiner Gerechtigkeit) erkennen wollen, so daß sie nicht den Glauben haben können, der dem Berg befiehlt: "Geh' in das Meer".

Wenn Sie nicht den Willen haben, das "VIVERE PARVO" zu leben, d.h. höchst einfach und glücklich, dann können und dürfen sie nicht geheilt werden.

Man sagt oft, daß man von seiner Krankheit geheilt sein will, daß man den Willen hat, sich um jeden Preis von seiner Krankheit zu befreien. Ein solcher Wille ist aber in Wirklichkeit nur ein Wunsch, ein Verlangen, sich vom bisherigen Zustand zurückzuziehen. Defaitismus nämlich. So mancher will von einem anderen durch ein Mittel geheilt werden, ohne daß er das "Mea Culpa" (meine Schuld) erkennen kann, die Ursache seiner Krankheit. Sie können und dürfen nicht geheilt werden. Sie verdienen keine vollständige Heilung oder das Reich des Himmels. Andererseits ist der Wille in diesem Unendlichen Universum allmächtig. Es ist der Wille zum leben, der die Ursache allen Unglücks, aller Krankheiten, aller Ungerechtigkeiten in dieser Welt sucht und findet, und sie dann nicht mit Gewalt oder einem mechanischen Hilfsmittel besiegt, sondern im Einklang mit der Beschaffenheit des Unendlichen Universums. Symptomatisch heilen, oder die Gesundheit zu kontrollieren ist blinde Ausschließlichkeit, oder Egoismus, der den Willen des Unendlichen Universums verneint oder verdunkelt.

Satori

SATORI ist eine konkrete, biologische, physiologische Überzeugung, daß man im Reich der Freiheit, des Glückes und der Gerechtigkeit sich befindet, körperlich sowohl, als auch seelisch.

Wenn Ihr Weg zum SATORI unendlich lang erscheint, dann ist Ihre Orientierung falsch. Das "Ignoramus, Ignorabimus", worauf die Wissenschaftler wie Du Bois Reymond, Poincaré usw. hingewiesen haben, ist der falsche Weg. Alle wissenschaftlichen und philosophischen westlichen Forschungen, die heute die ganze Welt beherrschen gehen den selben Weg.

SATORI ist weder Okkultismus noch Mystizismus.

Wollen Sie SATORI finden, müssen Sie zuerst unsere Philosophie, Makrobiotik genannt, die die feste Grundlage aller Religionen ist, täglich studieren und strikt in die Tat umsetzen. Sie müssen vor allem die wunderbare Beschaffenheit des unendlichen Alls und seine Gerechtigkeit verstehen.

Wollen Sie ein guter Fahrer oder Seemann sein, müssen Sie erst den Mechanismus, den Wert und die Funktionen Ihres Fahrzeugs und die Gesetze der Energie kennen. Auch müssen Sie der Arzt Ihres eigenen Organismus sein.

Vögel, Fische und alle Tiere in der Natur sind gute Fahrer und Seeleute. Selbst eine Mikrobe ist ihr eigener Arzt. Sie brauchen niemals ein Krankenhaus oder eine Apotheke. Die Apotheke ist das Symbol oder das Barometer der Unwissenheit eines Volkes, das nichts weiß von "Mea Culpa".

Mut, Rechtschaffenheit, Gerechtigkeit

Wer als mutiger Mann gepriesen wird, kennt den Mut nicht. Wer 100 %ig ehrlich ist, weiß nicht, was Ehrlichkeit ist. Wer rechtschaffen ist, weiß nicht, was Rechtschaffenheit ist. Wer gesund ist, weiß nicht, was Gesundheit ist. Alle sind sie demütig. Wissen ist der Identifizierungsschein für eine begrenzte, relative, illusorische Welt, und nicht für das unendliche Reich des Himmels.

Wenn Sie sich Ihrer Fähigkeiten sicher sind, Ihres Wertes, Ihrer Macht, Ihres Wissens, Ihres Glückes, sind Sie ein Gefangener dieser begrenzten Welt. Wenn Sie um "Mut", "Ehrlichkeit", "Gerechtigkeit", "Geduld", "Gesundheit" wissen, dann sind Sie nicht bescheiden, sondern ihnen fremd.

Mut, Ehrlichkeit, Gerechtigkeit, Glück und Freiheit können nicht von anderen gegeben werden. Sie müssen sie durch eigene Kraft und für sich selbst verwirklichen. Wenn Ihre Freiheit, Ehrlichkeit, Ihr Glück und Ihre Gerechtigkeit oder der Mut von anderen abhängen oder von gewissen Bedingungen, dann sind sie alle geborgt und nicht Ihr eigen.

Wenn jemand Ihre Freiheit garantiert, dann wird Ihre Freiheit Ihre Schuld.

Je größer eine solche Gerechtigkeit, je größer ein solches Glück, umso größer ist Ihre Schuld.

Glück, Freiheit und Gerechtigkeit müssen unendlich, bedingungslos, unbegrenzt sein. Wenn Sie sie von anderen suchen oder unter den Bedingungen Ihres Gesellschaftslebens, dann ist Ihre Schuld endlos. Dann müssen Sie das Leben eines Sklaven leben.

Toleranz

Wenn Sie erst lernen müssen, wie Toleranz geschickt durchzuführen ist, so sind Sie intolerant. Warum sind Sie unduldsam? Es gibt nichts Unerträgliches in dieser Welt. Alles ist erträglich. Jedes freie menschliche Wesen nimmt alles an: schlechtes Wetter, wie gutes, den Tod, wie das Leben, Schwierigkeiten, wie Freude, alles mit dem größten Vergnügen. In der Natur gibt es keinen Protest, keinen Einwand. Alles ist im guten Gleichgewicht.

Wenn Sie etwas Belangloses als unerträglich in dieser Welt ansehen, dann sind Sie unerträglich und exklusiv. Da Sie Dinge, die Sie in dieser Welt unerträglich finden, nicht ausrotten oder zerstören können, so leben sie in einer Hölle.

Wenn Sie das Wort "erträglich" zu einem Aushängeschild machen, sind Sie ein unerträglicher Mensch. Alle Aushängeschilder dieser Art sind ein unwillkürliches Bekenntnis Ihres Wesens. Die Ärzte können die Krankheiten nicht heilen und sterben immer an der einen oder anderen Krankheit; die Richter können nicht korrekt richten, wenn sie nichts über die absolute Gerechtigkeit wissen. Die gesetzliche Polizeigewalt kann die menschliche Gesellschaft nicht von Verbrechen heilen, sie kann den Verbrecher nur fassen, strafen oder töten.

Wer alles mit größter Freude annimmt, kennt die Bedeutung von Toleranz nicht.

Kapitel 3

Die sechs Hauptbedingungen der Gesundheit und des Glückes

Ehe Sie meine diätetischen Richtlinien befolgen, würde es wünschenswert sein, Ihre eigenen Gesundheitsbedingungen nach den folgenden sechs Punkten abzuschätzen:

Die ersten drei Bedingungen sind physiologisch: wenn Sie sie erfüllen, können Sie 30 Punkte gewinnen, d.h. 10 für jede. Bei der 4. und 5. Bedingung können Sie 20 Punkte für jede bekommen. Bei der besten Bedingung, der 6., können Sie 30 gute Punkte erhalten. Das sind im Ganzen 100 gute Punkte. Können Sie bei Beginn mehr als 40 Punkte verzeichnen, besitzen Sie eine relativ gute Gesundheit. Wenn Sie 60 Punkte in drei Monaten erreichen, ist das ein großer Erfolg. Auf jeden Fall müssen Sie diese Selbstbefragung vornehmen, bevor Sie die makrobiotische Diät versuchen; zu Beginn jeden Monats werden Sie mehr oder weniger gute Fortschritte feststellen können. Das hängt von der genauen Durchführung dieser Richtlinien ab. Versuchen Sie diesen Test auch bei einigen Ihrer Freunde. Sie werden überrascht sein, einige mit sehr gutem Aussehen zu finden, die eine sehr schlechte Gesundheit haben.

Lesen Sie dieses Buch sehr aufmerksam. Sie werden finden, daß sich Ihr Verständnis jedes Mal vertieft.

1. Sie dürfen niemals Müdigkeit verspüren:

Sie dürfen sich nicht müde fühlen. Wenn Sie sich erkälten, h. d., daß Ihr Körper seit vielen Jahren müde ist. Wenn Sie eine Erkältung bekommen, und sei es nur einmal in zehn Jahren, ist es ein sehr schlechtes Zeichen. Auch in kalten Ländern oder bei kaltem Wetter, erkältet sich kein Vogel und kein Insekt. Die Wurzel dieser Krankheit liegt sehr tief. Sagen Sie von Zeit zu Zeit: "Das ist unmöglich","Das ist zu schwierig" oder "Dafür bin ich nicht vorbereitet", usw., gibt eine solche Haltung den Grad Ihrer Müdigkeit an. Sind Sie wirklich gesund, müssen Sie fähig sein, jede Schwierigkeit zu überwinden oder zu verjagen, wie ein Hund ein Kaninchen jagt. Lieben Sie nicht immer größere Schwierigkeiten, so sind Sie ein Schwächling. Sie müssen ein Abenteurer in diesem Leben sein; Sie müssen immer vorwärts streben, dem Morgen, dem Unbekannten entgegen. Je größer die Schwierigkeit, um so größer ist das Vergnügen daran. Diese Einstellung ist das Zeichen, daß Sie frei sind von Müdigkeit. Müdigkeit ist der wirkliche Grund aller Krankheiten. Sie können Müdigkeit sehr leicht ohne Arznei heilen, wenn Sie die Richtlinien der Langlebigkeit und der Verjüngung verstehen und befolgen.

2. Guter Appetit:

Wenn Sie nicht jede einfache Nahrung voll tiefster Dankbarkeit gegen Gott, Ihren Schöpfer, freudig und vergnügt essen können, haben Sie keinen Appetit. Finden Sie einfaches Schwarzbrot und ungeschälten Reis gut, ist das ein Zeichen Ihres guten Appetits und Ihres gesunden, starken Magens. Guter Appetit ist die Gesundheit selbst und schließt sexuelles Verlangen ein.

Sexuelle Wünsche und deren freudige Befriedigung sind wesentliche Bedingungen des Glückes. Wenn ein Mann oder eine Frau keine sexuellen Wünsche und Freuden haben, sind Sie dem dialektischen Lebensgesetz, Yin und Yang, entfremdet. Vergewaltigung dieses Gesetzes kann nur zu Krankheit und seelischen Störungen führen. Puritaner sind impotent und hassen die Sexualität. Alle, die sich ärgern und zornig werden, sichtbar oder im Innern verborgen, sind Puritaner und können niemals in das Reich des Himmels kommen.

3. Tiefer und guter Schlaf:

Wenn Sie im Schlaf sprechen oder träumen, schlafen Sie nicht gut und fest. Genügen Ihnen vier bis sechs Stunden Schlaf, dann ist Ihr Schlaf gesund. Können Sie nicht innerhalb drei oder vier Minuten unter allen Umständen und zu jeder Zeit, nachdem Sie den Kopf auf das Kissen gelegt haben, tiefen Schlaf finden, ist Ihre Seele nicht frei von Furcht. Wenn Sie nicht zur gewünschten Zeit (die Sie sich selbst vor dem Zubettgehen festgesetzt haben) aufstehen können, war Ihr Schlaf unvollkommen.

4. Gutes Gedächtnis:

Es ist ein Zeichen von gutem Gedächtnis, wenn Sie das, was Sie gehört oder gesehen haben, nicht vergessen. Die Fähigkeit, sich zu erinnern, entwickelt sich mit dem Alter mehr und mehr. Wie elend würden wir uns fühlen, wenn wir die Erinnerung an die, die uns Gutes getan haben, verlören. Ohne ein gutes Gedächtnis und unsere vielen Erinnerungen wären wir nur eine cybernetische Maschine. Ohne gutes Erinnerungsvermögen können wir kein gutes Urteil haben. Und ohne gutes Urteil, wird all unser Tun Mißerfolg sein. Mit unserer makrobiotischen Richtungsweisung können Sie Ihr Gedächtnis wieder gewinnen und es unendlich stärken. Das Gedächtnis ist der Kompaß unseres Lebens, wie es auch die Grundlage unserer Persönlichkeit ist. Der gute Yogi, der wahre Buddhist, der christliche Heilige haben alle ein unendliches Gedächtnis, sie könnten sogar ihr früheres Leben in ihre Erinnerung zurückrufen. Bei einem Diabetiker, der durch seine Krankheit sein Gedächtnis verloren hat, können Sie für diese Behauptung wichtige Beobachtungen machen. Er wird sehr schnell, wenn er diese Richtlinien befolgt, sein verlorenes Gedächtnis zurückgewinnen. Das gilt nicht nur für Zuckerkranke; auch ein Geistesschwacher oder ein Neurastheniker kann sein ursprüngliches Gedächtnis zurückerlangen. In Frankreich, in der Stadt N. lebt eine Professorin der Philosophie, die drei Jahre lang mit ihrem Mann und ihren Kindern nach der Makrobiotik aß und trank. Zu ihrer Überraschung wurde kürzlich die älteste Tochter, die sie immer für minderbegabt gehalten hatte, die Erste in ihrer Klasse.

5. Gute Laune:

Sie dürfen sich nicht ärgern. Ein Mensch mit guter Gesundheit sollte in jeder Lebenslage fröhlich und liebenswürdig, furchtlos und geduldig sein. Mit zunehmenden Schwierigkeiten wird er glücklicher, tapferer, begeisterungsfähiger, auch wenn die Zahl seiner Feinde wächst. Sein Wesen, seine Stimme, sein Betragen, selbst seine Kritik, sollten tiefe Dankbarkeit auf seine Umgebung ausstrahlen. Dem Singen eines Vogels und eines Insektes oder den Gedichten Tagores gleich, sollten seine Worte der Ausdruck dieser tiefen Dankbarkeit sein. Sterne, Sonnen, Berge, Flüsse und Meere gehören alle uns. Wie können wir leben, ohne glücklich zu sein. Wie ein Junge, mit einem wunderbaren Geschenk, sollten wir glücklich und guter Laune sein. Sind wir es nicht, sind wir nicht gesund. Wir versagen besonders bei dieser fünften Bedingung. Der gesunde Mensch ärgert sich niemals!

Wie groß ist die Zahl Ihrer Ihnen nahe stehenden Freunde? Viele und verschiedenartige nahe Freunde legen Zeugnis ab für ihre Auffassung dieser Welt. Ihre Eltern, Brüder und Schwestern sind nicht Ihre Freunde. Ein Freund ist der, den Sie achten, lieben und bewundern; und wer Sie dafür bedingungslos wieder liebt, wer Ihnen, ohne Kosten zu scheuen, ohne, daß Sie ihn darum bitten, hilft, Ihre Träume zu verwirklichen, der ist Ihr Freund.

Wieviel liebe Freunde haben Sie? Ist die Zahl Ihrer Freunde klein, sind Sie exklusiv und zu bedauern. Sie haben nicht genügend gute Laune, um andere glücklich zu machen. Wenn Sie mehr als zwei Billionen guter Freunde haben, können Sie sagen, daß Sie ein Freund der ganzen Menschheit sind. Aber es genügt nicht, wenn Sie alle menschlichen Wesen, ob tot oder lebendig, als Ihre nahen Freunde ansehen, Sie müssen alles lieben und alles bewundern, alle Dinge, jedes Sandkorn, jeden Wassertropfen, jeden Grashalm. Das ist gute Laune. Dr. S. Margin sagt: "Immer, wenn ich vor den Werken der Natur stehe, lebe und bewundere ich die Einfachheit, mit der sie alles hervorbringt". (Medizinische Essays und Beobachtungen, 1747 herausgegeben, Edinburgh). Will Rogers sagt: "Ich bin niemals einem Menschen begegnet, den ich nicht zu lieben vermochte". Können Sie Ihre Frau, Ihre Kinder, nicht zu Ihren guten Freunden machen, dann sind Sie sehr krank. Sind Sie nicht bedingungslos heiter, dann sind Sie wie ein Blinder, der diese Welt der Relativität und das unendliche, absolute All, beide so voll von Wundern, nicht sehen kann.

Haben Sie irgendwelche unbedeutenden moralischen, seelischen, physiologischen oder sozialen Klagen, müssen Sie sich wie die Auster in ihre Schale in Ihr Kämmerlein einschließen, damit Sie Ihre Sorgen nur mit sich selbst aussprechen können. Haben Sie nicht viele und treue Freunde, wäre es gut, meine Richtlinien zu befolgen und einen kleinen Löffel Goma-Sio zu nehmen, damit die Säure in Ihrem Blut neutralisiert wird. Machen Sie bei einem Ihrer Kinder einen Versuch, dann können Sie die Wahrheit dieser Behauptung nachprüfen. Hören Sie auf, Ihrem Kinde Zucker, Honig, Schokolade usw. zu geben, alle diese Genußmittel versäuern nur das Blut. Ein sehr Yin-Kind wird in ein oder zwei Wochen ein fröhliches Yang-Kind werden. Die Verbindung Sesam und Salz (Goma-Sio), acht Teile geröstetes, pulverisiertes Sesam und zwei Teile Meersalz, hebt im Körper und besonders im Hirn- und Nervensystem die schlechte Wirkung des Zuckers auf. Jedes Salzkörnchen ist mit Sesamöl überzogen und verursacht keinen Durst. Das Salz wird vom Blutkreislauf aufgenommen und neutralisiert die Übersäuerung. Eine übergroße Säurereaktion kann zum Tode führen.

Wir begegnen selten Menschen mit einem liebenswerten Temperament. Die größte Mehrheit der Männer und Frauen ist krank, aber dürfen wir sie tadeln, weil sie nicht wissen, wie sie guter Laune sein können? Sie wissen nicht, was und wie sie essen und trinken müssen. Sind Sie sich des wundervollen Aufbaus des Alls wirklich bewußt, müssen Sie voll unendlicher Freude und Dankbarkeit sein. Sie können gar nicht anders, Sie müssen diese Freude und unendliche Dankbarkeit mit anderen teilen. Schenken Sie gute Laune, ein Lächeln, eine wohllautende Stimme und das einfache Wort: "Ich danke dir", immer und überall, so oft Sie nur können. Im Westen sagt man "gib und nimm", bei uns "gib, gib, gib, unaufhörlich gib". Sie verlieren nichts, auch Sie haben ja das Leben und alles in diesem Universum kostenlos bekommen. Sie sind der eingeborene Sohn, die Tochter des alles erschaffenden Universums. Es belebt, zerstört und erneuert wieder, was für Sie notwendig ist. Wenn Sie das wissen, wird alles im Überfluß Ihnen zu eigen werden. Fürchten Sie bei der Befolgung dieser Richtlinien: gib, gib, gib, Ihr Geld oder Ihr Eigentum zu verlieren, sind Sie sehr krank und unglücklich, und Ihre höchste Urteilskraft ist vollkommen oder teilweise verschleiert. Sie sind unfähig, das große Wunder des Alls zu sehen.

Die Blindheit des Urteilsvermögens ist schrecklicher und hoffnungsloser als die Blindheit selbst. Sie müssen sie so schnell wie möglich heilen, damit Sie sich der wunderbaren Ordnung des unendlichen Alls erfreuen können.

Wenn Sie Angst haben, daß Sie Ihres Besitzes beraubt werden könnten, sind Sie ein Opfer Ihrer eigenen Vergeßlichkeit. Sie haben den Ursprung Ihres Vermögens und Ihres Lebens, das unendliche Universum, vollkommen vergessen. Geben Sie jemanden einen kleinen oder großen Teil Ihres Vermögens, ist das nicht die Anwendung des östlichen Prinzips "gib, gib, gib", gib unaufhörlich. Sie wenden nur das westliche Prinzip "gib und nimm" an, das eine schlechte Tarnung der Theorie der Wirtschaftler ist. Diese Theorie war nur ein Mittel, die gewaltsame Kolonisation und Ausbeutung der farbigen Völker zu rechtfertigen. Östliches Geben ist Darbringung eines Opfers, der Ausdruck unendlicher Dankbarkeit und die Verwirklichung der Selbstbefreiung von aller Schuld. Opfern heißt, das Größte und Beste, was wir haben, darzubringen. Opfern ist, sich der ewigen Liebe, der unendlichen Freiheit und der absoluten Gerechtigkeit des Lebens, selbst anzubieten. Wirkliches Opfer ist freudiges

Verschenken unseres Lebens oder das allwissende, allmächtige, allgegenwärtige Lebensprinzip: SATORI. Es ist Selbstbefreiung.

Es gibt sehr viele sogenannte soziale Helfer, die selbst die schlimmsten Ausbeuter des Westens sind. Sie geben nur die Früchte von Ausbeutung und Bettelei. Es ist kein Opfer, das zu geben, was man von anderen erhalten hat. Es ist wie mit Ali Baba, der nur das, was er gestohlen hatte, den vierzig Räubern gab.

Die Mutter Erde schenkt sich selbst, damit das Gras unaufhörlich ernährt werde. Das Gras schenkt sich selbst, um das Tier unaufhörlich zu füttern. Die Tiere geben Ihr Leben, um diese Welt Jahr ein, Jahr aus freudvoll, glücklich und interessant zu machen. Die einzige Ausnahme ist der Mensch, er tötet und zerstört alles. Warum gibt sich der Mensch nicht hin? Im Naturgeschehen stirbt alles und verwandelt sich zu neuem Leben. So sollte seinerseits der Mensch sich selbst geben, um das herrlichste Wunder dieser Schöpfung: unendliche Freiheit, ewige Glückseligkeit und absolute Gerechtigkeit, zu verwirklichen. Alle, die das nicht verstehen können, sind entweder Sklaven, Kranke oder Toren.

Sie werden der Glücklichste sein, wenn Sie fröhlich, von allen geliebt, immer mehr und mehr schenken, besonders das Größte und Beste auf dieser Welt. Unter Millionen wird es einer sein, der dies größte Glück zum Ausdruck bringt. Der können Sie sein, wenn Sie meine Richtlinien befolgen und zu neuen Ufern des Landes (Shangri-La, Erewhon) finden, von dem der Mensch seit 300 000 Jahren träumt (nach Toynbee). Meine Makrobiotik ist in Wirklichkeit eine Aladdinsche Wunderlampe, ein fliegender Teppich, um damit dieses Land zu erreichen, müssen Sie zuerst Ihre Gesundheit wiederfinden, und wenigstens 60 Punkte der Bedingungen von Gesundheit und Glück erfüllen.

6. Rasches Denken und Handeln:

Wer eine gute Gesundheit besitzt, sollte mit Leichtigkeit richtig denken, schnell urteilen und geschickt handeln. Schnelligkeit ist der Ausdruck der Freiheit. Wer schnell, hurtig und bestimmt handelt, sofort bereit ist, auf jede Herausforderung, jeden Unfall, jede Notwendigkeit zu reagieren, hat eine gute Gesundheit. Er zeichnet sich dadurch aus, daß er fähig ist, überall im täglichen Leben, Ordnung zu schaffen. Auch im Tier- und Pflanzenreich können Sie das beobachten. Schönheit des Tuns, Freude an schöner Form sind ein Ausdruck Ihrer Auffassung des unendlichen Universums. Gesundheit und Glück sind ebenfalls eine in unser tägliches Leben übertragene Ausdrucksform der Ordnung, wie die Ganzheit oder Heiligkeit. Leben, Gesundheit, Göttlichkeit und Ewigkeit sind eins.

Sie können diese Bedingungen nicht erfüllen, ohne daß Sie bedingungslos die makrobiotischen Richtlinien befolgen. Diese Richtlinien sind einfach und deutlich.

Sie können der Schöpfer Ihres eigenen Lebens, Ihres Glückes und Ihrer Gesundheit sein. Nie dürfen Sie von anderen abhängen, Sie müssen unabhängig sein. Sie können nicht nur körperliche Krankheiten, nein auch seelische oder moralische Verfehlungen heilen, wenn Sie nur diese einfachen, makrobiotischen Richtlinien befolgen, sie sind die Quintessenz einer 5000 Jahre alten Weisheit. Haben Sie eine modernere Methode? Ich weiß von keiner leichteren, einfacheren als der unsrigen. Irre ich mich in meinem Urteil, bitte, sagen Sie es mir. Können Sie mich überzeugen, bin ich gern bereit, mit Ihnen zu gehen, und den biologischen, physiologischen und kosmologischen Weg, den Weg durch Gesundheit zum Frieden, dem ich seit 48 Jahren folge, zu verlassen.

Kapitel 4

1. Haben Sie Glauben, ist für Sie nichts unmöglich

Jede Philosophie des Ostens der Jainismus, Buddhismus, Hinduismus, die jüdische Religion, der Shintoismus, Taoismus, der Islam ist die Lehre vom Aufbau des unendlichen Alls (Reich des Himmels). Ihr einziger Zweck ist, den Menschen zu lehren, diese Philosophie zu befolgen, so daß er seine Freiheit, sein Glück und seine Gesundheit für sich selbst und für andere verwirklichen kann.

Ihre Theorie (Aufbau des unendlichen Universums) ist dialektisch, paradox und sehr tief. Um sie durchführbar zu machen, habe ich sie vereinfacht, damit sie von jedermann und unter jeder Bedingung verstanden werden kann. Die Vorstellung von der Welt und dem Leben, die Konstitution des unendlichen Universums ist zuerst biologisch und dann physiologisch dargestellt. Das ist der feste Grund aller Religionen des Ostens. Darum gibt es in allen Religionen mehr oder weniger strikte, diätetische Vorschriften. Ohne diese diätetischen Vorschriften einzuhalten, kann man eine Religion nicht verstehen und keinen Nutzen aus ihren Lehren ziehen. Diese Tatsache ist der westlichen Geistlichkeit und den Theologen vollkommen unbekannt.

Im Buddhismus, besonders im Zen Buddhismus muß man strenge diätetische Richtlinien strikt einhalten. Es sind im Westen über Zen Buddhismus und indische Philosophie viele Bücher erschienen, aber keines von ihnen gibt eine genügende Erklärung der Wichtigkeit und der großen Bedeutung dieser biologischen und physiologischen Grundregeln. Darum kann der Westen die Philosophie der Veden, des Taoismus, des Buddhismus usw. nicht richtig verstehen. Wenn alle Religionen ihr Ansehen durch die Jahrtausende verloren haben, ist die Unkenntnis der biologischen und physiologischen Grundregeln daran schuld. Darum sind Friede, Freiheit, Glück aus dieser Welt verschwunden.

Jesus sagt (Matthäus 17, 20):

"So Ihr Glauben habt wie ein Senfkorn,
so mögt Ihr sagen zu diesem Berge:
'Hebe dich von hinnen, dorthin!'

so wird er sich heben,
und Euch wird nichts unmöglich sein."

Haben Sie Glauben, gibt es für Sie nichts Unmögliches. Ist Ihnen doch etwas unmöglich, dann haben Sie den Glauben des Senfkornes nicht. Verbrechen, Feindseligkeit, Armut, Kriege, besonders aber "unheilbare Krankheiten" sind die Folgen dieses fehlenden Glaubens. Glück oder Unglück hängen von unserer Lebensführung ab, die von unserem Urteil gelenkt wird. Welche Beziehung besteht zwischen Glauben und Urteil? Glaube ist der Richter, der das Urteil spricht. Ein falsches Urteil, ist ein Urteil ohne Glauben. Ist Ihr Urteil falsch, haben Sie nicht den Glauben, den das Senfkorn hat. Glaube ist Urteil im Unendlichen. Fehlt Ihnen der Begriff vom Aufbau des Unendlichen Universums, können Sie keinen Glauben haben. Haben Sie nur Vertrauen in von Menschen geschaffene Werkzeuge, wie Gesetze, Macht, Wissen, Wissenschaft, Geld, Drogen und Medikamente, besitzen Sie nur Glauben an die Relativität, nicht an die Ewigkeit. Jedes relative Urteil ist vergänglich und völlig wertlos. Wir dürfen Urteil mit Glauben und Urteil ohne Glauben nicht durcheinander bringen. Vor allem müssen wir den Aufbau des unendlichen Alls, den Schöpfer begreifen lernen.

Seit 48 Jahren bin ich als einfacher Dolmetscher der östlichen Philosophie diesen Weg gegangen. Dieser Führer ist eine Einlaßkarte zum Reich des Himmels, der Gesundheit, der Freiheit und des Glückes, in dem jedes Wesen sein eigener Herr ist. Alle sind sie frei, glücklich, erhalten keinen Lohn, sind niemals abhängig. Vögel, Fische, Insekten, Mikroben, auch alle Pflanzen und Bäume leben dort in vollkommener Zufriedenheit, sie kennen keine Furcht vor Krankheit, Alter und Tod.

Ich bin sehr glücklich, wenn Sie diese Einlaßkarte 10 Tage benutzen können. Wenn Sie sich entschlossen haben, durch diese 5000 Jahre alte Philosophie glücklich, frei, gesund und unabhängig zu werden, können Sie mich jederzeit und überall erreichen, ich habe ein Telefon, das "Glaube" heißt.

Im Königreich des Lebens müssen Sie alles für sich selbst und durch sich selbst lernen. Es gibt dort keine Schule, keine Universität, weil das unendliche All die ewige Schule selbst ist. Es gibt keinen Lehrer, weil Sie von allem, von jedem, Tag und Nacht, lernen können, besonders von einem grausamen und starken Feind... Ohne Feind werden Sie faul, dumm und schwach.

Dieses Buch ist für Ihren Lebensweg in der Großen Schule mehr als ausreichend. Ich habe niemals ein Buch geschrieben, das auf so viele Fragen Antwort gibt, so auch keines unter meinen 300 japanischen Büchern. Im Osten stellt der Lehrer nur Fragen, er antwortet nicht, weil er die urteilende Geschicklichkeit des Schülers stärken will.

In der Großen Schule des Glücks und der Freiheit heißt die einzige Lehre: Praxis. Die Theorie müssen Sie sich vorstellen und durch Denken finden.

2. Sie müssen unendliche Freiheit gewinnen

Wenn der Mensch allen Tieren überlegen ist, sollte er sich auch besser als irgend ein Tier heilen können. Ein Mensch, der sich nicht selbst heilen und seine eigene Freiheit, sein Glück und seine absolute Gerechtigkeit ohne die Hilfe anderer und ohne jedes Hilfsmittel nur durch seine eigene Kraft verwirklichen kann, ist nur erschaffen worden, um ausgeplündert und gefressen zu werden, um Würmer und Mikroben zu füttern. Er hat es nicht nötig, nach seinem Tod in die Hölle zu kommen, er lebt schon hier darin.

Die Lehren aller großen Religionen bestehen auf der Wichtigkeit richtigen Essens und Trinkens. Eines der ältesten Gesetzbücher, das Gesetzbuch des Manu (aus dem alten Indien) zeigt uns einen sehr praktischen, physiologischen und biologischen Weg, um in unserem Leben Glück und auf der Erde Frieden zu schaffen. Es ist wirklich erstaunlich, aber diese Weisheit ist vergessen und außer Gebrauch gekommen.

Jeder wird glücklich geboren. Ist jemand nicht glücklich, so ist es seine eigene Schuld; d.h. er hat und verletzt immer noch die Ordnung des Universums durch Unkenntnis der Ordnung des Universums. Wünschen Sie sich ein glückliches, interessantes, unterhaltsames, langes Leben, voll Freude, müssen Sie Ihre Auffassungsgabe stärken und Ihre höchste Urteilskraft entschleiern, indem Sie natürliche, normale, richtige Nahrung genießen. Alle freien Menschen (die Heiligen des Ostens) haben das gelehrt: in der Bibel, im I-King, im Kanon des gelben Kaisers, im Tao-te King, in der Bhagavad-Gita und Charak samhita usw.

Hier ist ein anderer Schlüssel zur Glückseligkeit. Gibt es irgend einen Menschen oder ein Ding in der Welt, das Sie nicht lieben können, können Sie niemals glücklich sein. Sind Sie nicht glücklich, sind sie körperlich oder seelisch krank. Sie müssen sich selbst unabhängig von anderen und ohne jegliches Hilfsmittel heilen. Werden Sie von anderen oder durch ein Hilfsmittel geheilt, ist Ihre Heilung unvollkommen, denn Sie haben Ihre Freiheit und Ihre Unabhängigkeit verloren.

Glück: Ihr Glück, Ihre Freiheit, Ihre Gerechtigkeit muß 100 %ig Ihr eigen sein. Gesundheit oder Freiheit, die sie anderen verdanken, ist eine Schuld. Früher oder später müssen Sie Ihre Schuld bezahlen, sonst sind Sie ein Sklave oder ein Räuber.

Wer niemals sagt: "Ich danke dir" oder wer oft sagt: "Ich danke dir", aber niemals bezahlt, was er schuldet, wer denkt, daß er alles bezahlt hat, was er schuldet, indem er sagt: "Ich danke" oder "Ich danke sehr" ist unglücklich. Er ist seelisch krank bis zum letzten Augenblick seines Lebens, weil sein Leben selbst eine fortwährende Schuld ist.

3. Sie müssen Ihr eigener Arzt sein

Unsere Arznei ist makrobiotisch, d.h. sie ist die Arznei der Langlebigkeit und der Verjüngung.

Sie ist sehr einfach, außerordentlich praktisch und billig. Sie können sie jederzeit, in jedem Lebensalter und bei jeder Gelegenheit anwenden.

Sie ist mehr erzieherisch als heilend und hängt vollkommen von Ihrem Begriffsvermögen und ihrem Willen ab.

Sie haben nur den Weg zu SATORI zu suchen: Selbstverwirklichung und Befreiung. Sie müssen das selbst vollbringen. Es gibt so viele Bücher und Lehren, die zu diesem Zweck vor Tausenden von Jahren geschrieben worden sind. Aber alle beruhen sie mehr oder weniger auf der Vorstellung und nicht auf der praktischen Durchführung. Sie sind alle sehr schön und gut zu lesen, aber im täglichen Leben schwer anzuwenden.

Die Kunst der Langlebigkeit und Verjüngung ist pragmatisch. Zuerst müssen Sie die grundlegenden Richtlinien bedingungslos und strikt 10 Tage durchhalten. Wollen Sie Ihr Verstehen dieser Philosophie vertiefen, müssen Sie mein Buch "Das Wunder der Diätetik" lesen.

Kapitel 5

10 Wege des richtigen Essen und Trinkens

Es gibt 10 Arten zu essen und zu trinken, mit deren Hilfe Sie ein gutes und glückliches Leben aufbauen können, wenn Sie wissen, wie Sie ein gutes Gleichgewicht von Yin und Yang im Einklang mit der Philosophie des Ostens finden. Es ist die biologische, kosmologische und physiologische Philosophie. Aber selbst, wenn Sie die Theorie nicht verstanden haben, können Sie diese 10 Wege durch "Gesundheit zum Glück" gehen, indem Sie sehr sorgfältig diese makrobiotischen Richtlinien befolgen.

10 Wege durch Gesundheit zum Frieden

Nr.	Cerealien	Gemüse Nituké	Suppe	tierisches Eiweiß	Salate Früchte	Nachtische	Getränke Flüssigkeiten
7	100%	-	-	-	-	-	so wenig wie mögl.
6	90%	10% ◂	-	-	-	-	"
5	80%	20%	-	-	-	-	"
4	70%	20%	10%	-	-	-	"
3	60%	30%	10%	-	-	-	"
2	50%	30%	10%	10%	–	-	"
1	40%	30%	10%	20%	-	-	"
-1	30%	30%	10%	20%	10%	-	"
-2	20%	30%	10%	5%	10%	5%	"
-3	10%	30%	10%	30%	15%	5%	"

▸ zerkleinert. Nr. 7, 6, 5, 4, 3, 2, 1 sind nicht zerkleinert
Für alle Kochweisen siehe "Makrobiotische Küche" (Kapitel 5).

Wenn Sie Früchte und Salate aller tierischen Ernährung vorziehen (Nr. 2-3), können Sie ein Vegetarier sein.

Wenn Sie aber das Wohlbefinden, das Sie erstreben, nicht erreichen können, versuchen Sie andere Wege. Der schwerste (7) ist der leichteste, einfachste und weiseste. Je leichter der Weg, um so schwieriger. Zuerst vor allem beachten Sie Folgendes:

1. Essen Sie keine denaturisierte Nahrung, wie Zucker, süße Getränke, gefärbte Nahrungsmittel, unfruchtbare Eier, Nah-

rungsmittel aus Büchsen usw. (Für weitere Belehrung lies "Gift in eurer Nahrung" von William Longgood).

2. Für die Kochweise lies "Makrobiotische Küche".

3. Mit der Besserung Ihrer Gesundheit durch immer tieferes Verstehen des All-Einen Prinzips, Yin und Yang, können Sie, wenn sie wollen und das Abenteuer suchen, langsam und sehr sorgfältig nach dem Verzeichnis die einfacheren Wege suchen. Sie können aber, auch ohne jede Gefahr, jeden höheren Weg als Nr. 3 so lange Sie wollen fortsetzen. Tritt keine Besserung ein (durch Selbstbefragung können Sie von Zeit zu Zeit nach den "6 großen Bedingungen der Gesundheit und des Glücks", die Sie in diesem Buch finden, den Stand Ihrer Gesundheit messen), versuchen Sie eine oder zwei Wochen oder einen Monat den 7.Weg.

4. Essen Sie keine Früchte oder Gemüse, die mit künstlichem Dünger und oder mit Insektenbekämpfungsmitteln erzeugt wurden.

5. Essen Sie keine Nahrung, die von weither kommt.

6. Essen Sie die Gemüse nur in der Jahreszeit, in der sie wachsen.

7. Vermeiden Sie streng die Gemüse, die am meisten Yin sind: Kartoffeln, Tomaten, Aubergine.

8. Verwenden Sie keine Gewürze(gewöhnliche japan.Saucen und Miso eingeschlossen). Erlaubt sind nur natürliches Meersalz, makrobiotisches Shoyu (japanische Sauce) und Miso, beides erhältlich durch die Zentren Ohsawas in Belgien, Frankreich, den USA und Deutschland.

9. Kaffee ist verboten. Trinken Sie keinen Tee, der Krebs erzeugende Färbemittel enthält. Japanischer Tee, Bancha (Tee von drei Jahren) und natürlicher, chinesischer Tee sind erlaubt.

10. Fast alle tierischen Nahrungsmittel (eingeschlossen Butter, Käse, Milch) wie u. a. Hühner, Schweinefleisch, Rindfleisch sind chemisch behandelt. Wildgeflügel, frische Fische und alle Muscheltiere sind frei von Chemikalien.

Gute Dinge zum Essen

Cerealien: Naturreis, Buchweizen, Weizen, Roggen, Hafer , Mais, Hirse usw.

Wenn man gut kaut, kann man sie ungekocht, gekocht mit oder ohne Wasser, geröstet, gebacken essen und zwar so viel, wie man möchte.

Gemüse: Jede Art in ihrer Jahreszeit und an dem Ort, wo sie gewachsen sind (außer denen, die besonders aufgezeichnet sind): Karotten, Zwiebeln, Kürbis, Rettich, Kraut, Blumenkohl, Wasserkresse, Lattich, usw.
Wildgemüse: Löwenzahn, Huflattich, Klette, Hirtentäschel, Kresse, usw.

Gut kauen

Man muß jeden Teelöffel Nahrung mindestens 50 mal kauen. Wollen Sie sich die makrobiotische Philosophie möglichst bald zu eigen machen, müssen Sie jeden Bissen 100 bis 150 mal kauen. Ich kenne ein japanisches Mädchen, das ein Stück Zwiebel 1300 mal kaute. Gandhi sagte: "Du mußt dein Getränk kauen und deine Nahrung trinken". Die geschmackreichsten Speisen werden immer geschmackreicher, wenn Sie sie gut kauen. (Versuchen Sie es mit Fleisch, Sie werden bald finden, daß es immer geschmackloser wird). Die wirklich guten und für Ihren Körper notwendigen Nahrungsmittel werden immer geschmackvoller, so daß Sie sie bis ans Ende Ihres Lebens nicht mehr aufgeben können.

Wenig Flüssigkeit

Wenig trinken ist sehr schwierig, schwieriger als klug und richtig zu essen. Aber es ist sehr notwendig! 75% unseres Gewichtes ist Wasser. Wenn wir gekochten Reis essen, enthält er 60-70% Wasser, Gemüse 80-90%. Also ist es unvermeidlich, daß wir zu viel Wasser - Yin - zu uns nehmen. Wenn wir die makrobiotische Kur beschleunigen wollen, trinken wir am besten weniger, so daß Frauen 2 mal, Männer 3 mal in 24 Stunden auf die Toilette gehen müssen. Das "trinke so viel, wie du kannst" ist eine törichte Erfindung. Der Erfinder dieser Theorie übersah völlig den wunderbaren Mechanismus des Stoffwechsels und besonders der Malpighischen Glomerulen.

Wohlschmeckende makrobiotische Küche

Die makrobiotischen Gerichte unserer Schule sind sehr wohlschmeckend. Sie müssen lernen, wie die Speisen herzustellen sind. Sie brauchen Zeit. Man trifft im Westen selten einen guten Koch. Bei unserer Kochweise muß man schöpferisch sein. Die Schöpfung ist die Kunst der Yin und Yang Anordnung. Unglücklicherweise wird durch die moderne Erziehung diese schöpferische Fähigkeit beinahe getötet.

Das Leben ist schöpferisch. Leben heißt zeugen. Ohne Schöpfung können wir nicht leben: unser Körper erzeugt aus unserer täglichen Nahrung, aus unseren Getränken Blut. Das Blut ist die Triebkraft all unserer Tätigkeiten. Zu dieser schöpferischen Fähigkeit gehört Anpassungsfähigkeit. Das Leben ist der Ausdruck der Schöpfung, die sehr stark auf der Zusammensetzung, der Verteilung, Herstellung und Ordnung der Yin und Yang Elemente in unserem Essen und Trinken beruht.

Wenn man mit der makrobiotischen Küche nicht vertraut ist, wird man im Anfang eine Nahrung zubereiten, die nicht so wohlschmeckend ist. Das macht nichts. Sind Gerichte nicht so wohlschmeckend, ißt man weniger. Das ist sehr gut für den Magen und die Eingeweide, die mehr oder weniger ermüdet sind. Meinen herzlichen Glückwunsch!

Wenn Sie sowohl Theorie wie Praxis lernen, wird sich Ihre Urteilskraft früher oder später entwickeln, und bald werden Sie ein richtiger Künstler in der Verteilung der Yin und Yang Elemente bei der Nahrungsbereitung, der wichtigsten und grundlegendsten Kunst unseres Lebens sein.

Kapitel 6

Hauptsächliche Nahrungsmittel

Das Seltsamste scheint für mich im Westen, das Fehlen des grundlegendsten Wissens um das Leben zu sein: die lebenswichtige Nahrung. Kein Arzt, kein Professor lehrt heute die Wichtigkeit der l e b e n s w i c h t i g e n N a h r u n g. Im Osten, besonders im Fernen Osten wurde dieses Wissen als das Wichtigste in unserem Leben angesehen. Die lebenswichtige Nahrung wurde schon zu Beginn unserer Geschichte für göttlich gehalten. In den Upanishaden glaubten die Weisen bei ihrer Suche nach Gotterkenntnis, das K o r n stelle Gott dar. Im Einklang mit dieser Überlieferung wird dem Reis selbst heute noch in den orthodoxen Brahmanen Familien Südindiens vor dem Essen ein Gebet dargebracht. Ich glaube, das war und ist die wichtigste biologische Entdeckung des Menschen.

Als ich in den Westen kam, habe ich entdeckt, daß dieser Begriff vollkommen verschwunden ist; das ist zu meiner Verblüffung meine größte Entdeckung auch in Amerika. Diese Entdekkung ist ebenso wichtig, wie die des Christoph Columbus. Oder irre ich?

Das Finden der lebenswichtigen Nahrung war vor allem biologisch und physiologisch, dann geographisch und ackerbaulich wichtig. Es hat eine ebenso große Bedeutung, wie die Entdeckung des "Feuers", das den Menschen befähigte, die sogenannte Zivilisation (Zusammenfassung von Religion, Philosophie, Wissenschaft und Technologie) zu schaffen.

Natürlich kann man leben, wenn man alles ißt, was unserem geschmacklichen, gefühlsbedingten, intellektuellen, wirtschaftlichen, sittlichen oder ideologischen Urteilsvermögen gefällt. Aber immer sind solchem Essen gewisse Grenzen gesetzt: U n g l ü c k (Schwierigkeiten, Versklavung, Krankheit, Krieg, Verbrechen).

Mit dem Wissen um die lebenswichtige Nahrung und um die von ihr klar unterschiedene zweitrangige Nahrung, lebten die Menschen im Osten von Anbeginn bis zur mehr oder weniger gewaltsamen Einführung der westlichen Zivilisation mit ihren industriellen und wissenschaftlichen Werkzeugen ein freies, glückliches Leben.

Ich kann das selbst beweisen. In meiner Kindheit, die ungefähr 60 Jahre zurückliegt, war ich glücklich, lebte, aß und trank im Einklang mit der Überlieferung. Gegen das Ende meiner Kindheit drang die Zivilisation in unser Familienleben ein und zerstörte es. Ich sah den Tod von zwei Schwestern, meiner jungen Mutter (30 Jahre) und meines einzigen jüngeren Bruders. Dann kam ich an die Reihe. Glücklicherweise war ich gezwungen, die neue "verwestlichte" Art des Essens und alle Medikamente aufzugeben, weil ich arm und mit 10 Jahren Waise war. Mit 16 Jahren war ich am Sterben, denn ich aß immer noch eine Menge chemischen Zucker und Süßigkeiten.

Mit 18 Jahren entdeckte ich die Medizin des Ostens, die auf der festen Grundlage der östlichen, kosmologischen, einige Tausend Jahre alten Philosophie, aufgebaut ist. Sie heilte mich vollkommen. Ich bin sodann 48 Jahre niemals krank gewesen, außer bei einer einzigen Gelegenheit, als ich mir die schrecklichen "unheilbaren" Krankheiten, tropische Geschwüre genannt, zuzog, als ich in Dr. Schweitzers Krankenhaus in Afrika die größten medizinischen Schwierigkeiten dieser Welt suchte. Seit 48 Jahren habe ich niemals aufgehört, diese physiologische Philosophie (Hygiene der Higiena) jedermann, dem ich begegnete, zu lehren. Ich habe niemanden getroffen, dessen Gesundheit sich nicht besserte, wenn er diese Diät genau und streng durchführte. Natürlich kann nicht geheilt werden, der diese pragmatische, einfache, dialektische Philosophie, den Begriff des Universums und seines All-Einen Prinzips nicht versteht.

Die lebenswichtige Nahrung sollte mindestens 60% aller Ernährung betragen (Nr. 3 der 10 Wege der Gesundheit).

LEBENSWICHTIGE GERICHTE

Reis

1. Unpolierter Reis

Vollreis wird in kaltem Wasser gut gewaschen, man fügt zwei- oder dreimal soviel Wasser zu und kleine Menge Salz. Sobald er kocht, läßt man ihn länger als eine Stunde auf kleiner Flamme; besonders gut ist, wenn er unten leicht angeröstet ist. Dieser gelbe Teil ist am meisten Yang und am besten, weil er am reichsten an Mineralien ist, er ist am schwersten und daher am nahrhaftesten. - Deshalb ist er besonders gut für Kranke und Yin-Personen. Wird ein Dampftopf benutzt, gibt man nur die gleiche Wassermenge wie Reis zu oder ein und ein halb. Nach dem Kochen läßt man ihn bei ganz geringer Hitze noch 20-25 Minuten dämpfen, schaltet aus. Nach 10-20 Minuten nimmt man den Deckel ab.

2. Sakura Reis
Man fügt dem Reis 5-10% reine traditionell hergestellte japanische Sauce mit dem Kochwasser bei und kocht wie oben.

3. Aduki Reis
Man bereitet den Reis wie zu 1. und gibt halb gekochtes, nach Geschmack gesalzenes Aduki zu und kocht fertig. (Wird ein Dampftopf benutzt, kann man zum Anfang das Aduki roh beigeben.)

4. Gomoko Reis
Man mischt 5-10% Gemüse "Nituké" mit gekochtem Reis. (Nituké" siehe unten.)

5. Shahan Reis (1)
Man gibt "Nituké" in eine Pfanne, dem gekochten Reis nach (1) zu und läßt kochen, salzen.

6. Shahan Reis (2)
Gib "Nituké" zu gekochtem Reis wie (4) und lasse beides in sehr wenig Pflanzenöl langsam dämpfen.

7. Croquette
Man mischt "Nituké" mit gekochtem Reis und gibt wenig Mehl zu. Mit etwas Wasser formt man Klöße daraus und backt sie schwimmend in Öl.

8. Reis-Klöße
Die linke Hand wird mit einer starken Salzlösung (5%) naß gemacht, nimmt ungefähr zwei gehäufte Teelöffel voll gekochten Reis, preßt die rechte Hand darüber und formt Dreiecke. Sie werden mit wenig geröstetem Sesam überstreut.

9. Gebackene Reis-Klöße
Man backt die wie oben zubereiteten Reisklöße (7) in schwimmendem Öl bis beide Seiten knusprig sind.

10. Gomoku Reisklöße
Gekochter Reis wird in Dreiecke geformt und mit "Nituké" vermischt.

11. Sesam Reis
Man fügt dem Reis 10% Sesam zu, salzt und kocht wie zu(1).

12. Sesam Reisklöße
Man mischt 20% gerösteten Sesam und Salz mit gekochtem Reis und formt Dreiecke.

13. Aduki Reisklöße
Man formt Aduki Reis (3) in Klöße.

14. Nori Seetang Reisklöße
Reisklöße werden in gerösteten Seetang (Nori) gewickelt. Sie eignen sich besonders für Picknicks und Reisen.

15. Tororo oder Oboro Reisklöße
Reisklöße werden in pulverisierten Tororo oder Oboro Seetang gehüllt.

16. (a) Dreijährige getrocknete, gesalzene Pflaumen (nicht eingesalzene Pflaumen ("Umebosi")
Gib 1/4 Pflaume in jeden Reiskloß. Nicht nur ihr Duft ist sehr gut, sie verderben auch selbst im Sommer nicht, wenn sie einige Tage alt sind. Gut für Reisen.

(b) Vollreis "Kayu"
Man kocht Reis in 5-7 Mal so viel Wasser und salzt. Gut für Kranke und Appetitlose.

17. In Nori Seetang gerollter Reis
Nori wird leicht angeröstet, auf ein Bambusblatt gelegt, 2 cm cm dick der gekochte Reis darauf gestrichen. Nituké aus Karotten, Huflattich, Wurzeln, Lotoswurzeln darüber gegeben. Man rollt das Ganze zusammen, schneidet Stücke und richtet schön auf einer Platte an.

18. Gomoko Canapes
Man legt schön in eine rechteckige Schachtel 2 geschnittene Julienne Karotten "Nituké", 2 dünn geschnittene Scheiben Lotoswurzel "Nituké", zwei geschlagene gebackene und fein geschnittene Eier und geschnittene Wasserkresse "Nituké". Darauf preßt man 5 cm hoch gekochten Reis, legt das Ganze umgekehrt auf eine Platte und serviert in geschnittenen Portionen.

19. Kastanien Reis
Kastanien werden gekocht bis sie weich sind und dann mit

Reis weitergekocht. Benutzt man einen Dampftopf, vermischt man ungekochte Kastanien mit dem Reis und kocht. Ungefähr 10-20% Kastanien.

20. Miso "Zosui"
Man bereitet "Kayu", gibt Miso zu und 1 Teelöffel ungekochten Reis. Man kann das Gericht auch von gekochtem Reis bereiten und Wasser und Miso oder Misosuppe beigeben. Es schmeckt besonders gut, wenn man ein Stück geröstetes Moti zugibt.

21. Cous-Cous Reis
Der Reis wird wie gewöhnlich gekocht. Mit gekochten Chichi Bohnen und Zwiebeln überstreut.

22. (a) Reis Creme
Braun gerösteter Reis wird zu Mehl gemahlen, drei Tassen Wasser zu 4 Eßlöffel Reis gegeben, 25 Minuten gekocht, wenn nötig noch Wasser beifügen. Nach Geschmack salzen.

(b) Omedeto
Man röstet 5 mal Reis und gibt 1 1/2 Aduki zu und kocht mit 12 mal Wasser ungefähr eine Stunde und länger. Mit Dampftopf nur 6-8 mal Wasser, salzen. Sehr gut als Nachspeise.

23. Reissuppe
Reiscreme wird mit Wasser verdünnt, mit Brotkrusteln und feiner Petersilie serviert.

24. Gebackene Reisklöße
Man gibt Salz zu Reismehl, fügt genug Wasser bei und formt Reisklöße, die man in Öl backt.

Buchweizen

25. Kasha
Man röstet eine Tasse ganzen Buchweizen in einem Eßlöffel Öl, gibt 2 Tassen Wasser zu und 1 gestrichenen Teelöffel Salz. Kocht langsam auf niederer Flamme von Anfang an. Gibt mit Nituké, Misocreme, Miso, usw. zu Tisch.

26. Croquette
Zu gekochtem Kasha gibt man feingeschnittene Karotten, Zwiebeln, usw. Mehl, wenig Wasser und Salz und backt in Öl.

27. Geröstetes Kasha

Kasha wird mit wenig Mehl, feinen Zwiebeln, Salz und Wasser vermischt. Man läßt es mit dem Teelöffel in Öl tropfen.

28. Überbackenes Kasha

Gekochtes Kasha wird in eine Kasserole getan, gebacken bis es braun ist.

29. Buchweizen Kaki

2-2 1/2 Teile Wasser werden zu Buchweizenmehl gegeben, auf Feuer so lange umgerührt bis fertig ist. Mit Soyasauce zu Tisch bringen.

30. Buchweizencreme

2 gehäufte Eßlöffel Buchweizenmehl in 1 Eßlöffel Öl gut braun rösten. 1-2 Tassen Wasser zugeben, kochen bis dick ist, Salz nach Geschmack zugeben. In Suppentassen mit Brotkrusteln servieren.

31. Gebackener Buchweizen 1

1-1 1/2 Teile Wasser werden zu Buchweizenmehl gegeben, salzen und schwimmend in Öl backen.

32. Gebackener Buchweizen 2

Unter das oben stehende Rezept gibt man feine Zwiebeln und backt.

33. Buchweizen Gratin

Zwiebeln, Karotten und Blumenkohl werden in Öl geröstet, in Wasser gekocht, Salz zugeben nach Geschmack. In eine Kasserole getan, mit dünner Buchweizencreme übergossen und im Herd gebacken.

34. "Teuchi" oder "Zaru" Buchweizen

Zu einem Pfund Buchweizenmehl gibt man 1 Ei und 2 Teelöffel Salz und wenig Wasser, knetet es bis es hart ist, knetet weiter bis es weich und durchscheinend ist. Rollt es 2,5 mm dünn aus, rollt zusammen und schneidet so dünn wie möglich. In kochendem Wasser weich kochen, mit kaltem Wasser übergießen, in einen Korb oder auf ein Sieb legen. Wenn trocken in kochendem Wasser kochen. Das Kochwasser wird zum Kochen von Gemüse verwendet, da es sehr reines Protein enthält.

35. (a) "Mori Buchweizen

Schneide eine Schalotte, röste sie in 1 Teelöffel Öl, gib 3

Tassen Wasser und 8 cm flachen getrockneten Kobu zu und koche gut. Nimm den Kobu heraus, gib einen Teelöffel Salz und 5 Eßlöffel Soyasauce zu, nimm vom Feuer, sobald es kocht. Salz nach Geschmack.

36. (b) "Kake" Buchweizen

Lege Teuchi Buchweizen Nudeln in ein Sieb oder Korb, gieße kochendes Wasser darüber. Gib in Suppentassen zu Tisch und gieße Buchweizensauce (weiter unten) darüber.

37. (c) "Tenpura" Buchweizen

Heiße Buchweizennudeln werden in Suppentassen angerichtet und Shrimp oder Gemüse Tempura darauf gelegt und Buchweizensauce darüber gegossen.

38. (d) "Kitune" Buchweizen

Heiße Buchweizennudeln werden in Suppentassen getan. Dünne geröstete Bohnen darauf gelegt und gekochte Schalotten usw. und Buchweizensauce darüber gegossen.

39. (e) "Ankake" Buchweizen

Heiße Buchweizennudeln werden in Suppentassen angerichtet. Schalotten, Karotten, Kraut, usw. in Öl geröstet und Buchweizensauce beigegeben. Zu Kuzu-Mehl gibt man langsam Wasser und macht einen Brei, den man kocht, bis er dick ist. Diese Mischung wird über die Buchweizennudeln gegeben.

40. (f) "Yaki" Buchweizen

Buchweizennudeln werden in wenig Öl gebacken und mit Ankake-Gemüse übergossen.

41. Miso auf Buchweizen

Misosauce mit Tahin wird zubereitet (Sesambutter), sie wird über die Buchweizennudeln gegossen.

42. Buchweizen Gratin

Zwiebeln, Karotten, Blumenkohl werden in Öl geröstet. Eine Bechamelsauce mit den Gemüsen vermischt und Salz über die Nudeln gegeben und im Backherd knusprig braun werden lassen.

Verwandte Gerichte usw.

43. Maccaroni, Nudeln, Fadennudeln, usw.
Jedes getrennt in viel Salzwasser abkochen, auf Sieb schütten, mit kaltem Wasser übergießen. Dieselbe Zubereitung wie Buchweizen, Kochwasser nicht wegschütten.

Hirse usw.

44. 1 Tasse Hirse wird mit 2 Eßlöffeln Öl geröstet, Salz und 4 Teile Wasser bei mittlerer Hitze, die man nach und nach verringert, weichgekocht. Mit Misocreme "Nituké" oder nur Miso zu Tisch bringen. Diese Hirse kann zu Kasha, Kasha Croquettes, gebackenes Kasha genommen werden.

45. Cous-Cous
Er wird wie Kasha zubereitet, fein geschnittene gekochte Zwiebeln, wenig Öl, Salz nach dem Weichwerden zugeben. Arabische Zubereitung.

46. Bour-Gour
Zubereitung wie Kasha (armenische Kochweise). Geröstetes und dann getrocknetes Weizenmehl. Man kann es fertig kaufen.

47. Haferspeisen
Zubereitung wie 45, keine Milch verwenden.

Roher Reis usw.

48. Roher Reis
Anstelle von Frühstück nimmt man eine Handvoll rohen Reis. Alle Darmparasiten kann man damit vertreiben, besonders im Zwölffingerdarm. Man setzt das einige Tage fort. Man wird erstaunt sein, wie viele Parasiten herauskommen, manchmal aus Nase und Mund. Ich kenne nichts Wirksameres. Jeder Mundvoll Reis muß 100 mal gekaut werden.

49. Kerne von "Hokkaido" Kürbissen
Hokkaido Kürbiskerne werden gut erhitzt. Man spritzt ein wenig Salzwasser darüber oder röstet sie mit wenig Öl und Salz. Man kann sie wie die Chinesen als Nachspeise essen. Auch durch sie verschwinden Parasiten, besonders Bandwürmer.

50. Goma-Sio (Salz und Sesam)
Sesamkerne werden erhitzt und gemahlen, sorgfältig umrühren, 20% Salz zugeben und weiter rühren. Jeden Tag mit Reis oder Brot essen. Luftdicht verschlossen aufbewahren.

51. "Umebosi"
Japanische gesalzene und mindestens drei Jahre konservierte Pflaumen. In Japan stellen alle nach alter Tradition lebenden Familien sie selbst her. (Man kann sie wie vieles andere in Gent kaufen.)

Kapitel 7

Untergeordnete Nahrungsmittel

Verschiedene Arten von Nituké

52. Karotten
Um Karotten- und Sesam-Nituké zubereiten, schneidet man 2 Karotten so fein wie möglich, dämpft gut in 1 Eßlöffel Öl, gibt gerösteten Sesam zu und salzt nach Geschmack. Jedes Nituké wird ziemlich salzig zubereitet.

53. Endivien
5 Endivien werden der Länge nach halbiert, in 2 Eßlöffel Öl geschmort, 1 gestrichener Teelöffel Salz zugegeben und bei kleiner Flamme zugedeckt weich gedämpft. Soyasauce zugeben.

54. "Kinpira"
Silberklettenwurzeln und Karotten 3 zu 1 getrennt schneiden, die Kletten in Öl dämpfen, die Karotten mit wenig Wasser beigeben, weich dämpfen. Salz und Soyasauce.

55. Zwiebeln
2 der Länge nach geschnittene Zwiebeln in 1 Eßlöffel Öl dämpfen. Salz, Soyasauce.

56. Wasserkresse
Auf kleiner Flamme geschnittene Wasserkresse in Öl dämpfen. Salz. Mit ein wenig Tahin wird der Geschmack verbessert.

57. Kraut mit Zwiebeln
58. Karotten mit Zwiebeln) wie 65

59. Sellerie mit Schalotten
In Öl dämpfen, salzen. Die verschiedenen Arten Nituké sollen nicht zu dünn sein. Nituké mit zu viel Flüssigkeit kann nicht Nituké genannt werden.

60. Nisime
Geschnittene Karotten, Klettenwurzeln, Lotoswurzeln, Rettich, geröstete Bohnen, Simikon, Yuba wird in große Stücke geschnitten, mit Wasser weich gekocht, Salz, Soyasauce. Auch dieses Gericht darf nicht flüssig sein.

61. Russische Suppe
2 Karotten, 3 Zwiebeln, wenig Kraut, 150 gr. Reis, 4 Eßlöffel Öl, Salz. Die Zwiebeln werden geviertelt und in Öl gedämpft, das Kraut in 11/2 cm Stücke geschnitten, die feinen Karotten zugegeben, mit so viel Wasser, daß alles bedeckt ist, weich kochen, und zwar bei mittlerer Hitze lange Zeit. Wenn nötig Wasser und Salz zugeben.

62. Jardinier
Das Weiße von Schalotten mit Karotten, Blumenkohl usw. wird in Öl gedämpft. Mit Wasser kochen bis weich, salzen. Das Grüne der Schalotten wird zu Nituké verwandt.

63. Polenta
Weiße Rüben, Karotten, Zwiebeln usw. werden in große Stükke geschnitten und in Öl gedämpft. Mit Wasser bedecken, 3 gehäufte Eßlöffel Polenta mit 3 Eßlöffeln Öl bräunen, mit Wasser verdünnen, das Gemüse zugeben und bei kleiner Flamme langsam kochen, salzen. (Polenta ist grob gemahlener Mais und kann gekauft werden.)

64. Hirsesuppe - wie Polenta nur mit Hirsemehl.

65. Gedämpftes Gemüse
Rüben, Zwiebeln, Karotten, Blumenkohl usw. werden in Öl gedämpft, dann gekocht. In Öl geröstetes Vollmehl mit Wasser verdünnt beigeben.

66. Gemüse Gratin
Gemüse wird wie für Suppe gekocht, in einer Kasserole mit Polenta, Hirsemehl oder Buchweizenmehl, das wie eine Bechamelsauce zubereitet ist, übergossen. Im Herd backen.

67. Kürbissuppe
1 Pfund Kürbis oder Melonenkürbis, 1 Zwiebel, Öl, Salz, 4 Eßlöffel Mehl. Zwiebeln in kleine Stücke schneiden und in Öl rösten, den geschnittenen Kürbis zugeben. Mit halb so viel Wasser weich kochen, salzen. In Öl gebräuntes Mehl mit Wasser mischen, zu Kürbis und Zwiebeln geben und kochen. Mit Krusteln, Petersilie servieren. Mit Hokkaido Kürbis schmeckt es besonders gut.

68. Karotten Suppe - wie Kürbis bereiten.

69. Tenpura
Fein geschnittene Karotten und Schalotten in Mehl tauchen, das mit Wasser verdünnt ist (1 1/2 mal so viel Wasser wie Mehl), salzen. In schwimmendem Öl löffelweise backen.

70. Wasserkresse
Blumenkohl, Endivien, Klettenwurzeln, Lotoswurzeln, Sellerie, Kürbis usw. eignen sich, - wie Nr. 69 zubereitet - für Tenpura.

71. Lotoswurzel Klöße
Geriebene Lotoswurzeln mit halb so viel geschnittenen Zwiebeln mischen und salzen. So viel Mehl zugeben, daß alles zusammenhält. Schwimmend in Öl backen. (Besonders gut bei Asthma, Diabetes, Polio, Arthritis, usw.)

72. Lotoswurzel-Klöße mit Bechamelsauce
Die Klöße werden mit der Bechamelsauce auf einer Platte übergossen und mit geschnittenem Sellerie bestreut. Wird das Gemüse Tempura (Nr. 69) auf die selbe Weise serviert, schmeckt es besonders gut. Zu Bechamel kann man Hirsemehl, Buchweizenmehl, usw. nehmen.

73. Gebackener Kürbis
Kürbis wird in große Stücke geschnitten mit wenig Salz bestreut und im Herd gebacken. Mit Miso oder Soyasauce servieren.

74. Mit Miso gekochter Kürbis
Kürbis wird in große Stücke geschnitten. Feine Zwiebeln in Öl geröstet. Beides mit Wasser und Salz weich kochen. Mit Wasser vermischtes Miso zugeben.

75. Gekochter Kürbis
Japanischer Melonenkürbis - oder Hokkaido - wird in große Stücke geschnitten. Feine Zwiebeln zugeben und zubereiten wie 74. Wenig salzen und weich kochen.

76. Lotoswurzel "Ankake"
Lotoswurzeln, Karotten, weißer Rettich usw. werden in gleich große Stücke geschnitten. Mit Wasser weich kochen. Mit Wasser vermischtes Kuzumehl darunter mischen und eindicken.

77. Rüben "Ankake"
Röste ganze runde Rüben in Öl. Mit Wasser weichkochen,

salzen, mit Wasser und Kuzumehl eindicken. Soyasauce.

78. Kuzuschleim
1 gehäufter Eßlöffel Kuzumehl mit 150 g Wasser mischen. Unter Rühren auf kleiner Flamme eindicken. Rühren bis klar ist. Salz, Soyasauce. Bei Appetitlosigkeit infolge Erkältung wird mit Kuzuschleim sofort eine Besserung eintreten. Gutes Kuzumehl kann nur in Gent gekauft werden.

79. "Yuba" -Rote Soyabohnen usw. können wie "Ankake" (77) zubereitet werden.

Kuchen

80. Kürbis Kuchen
Für Kranke läßt man die Äpfel weg.
1 Pfund Kürbis und Zwiebeln. Die Zwiebeln werden in Würfel geschnitten und in einem Eßlöffel Öl gedämpft, der geschnittene Kürbis beigegeben und mit wenig Wasser gekocht, gesalzen durch ein Sieb gedrückt. Um einen krustigen Kuchen zu bereiten, mischt man 1 Tasse Mehl (wenn Vollmehl, sieben, damit alle Schalen und Hülsen entfernt sind. Verwende Rückstände für Tenpura, Brot und Croquettes usw, wirf nichts weg), 3 Eßlöffel Öl (Mazzola und Sesam zu gleichen Teilen oder Sonnenblumen- und Sesam-Öl zu gleichen Teilen), 1/2 Teelöffel Salz, 1 Teelöffel Zimt, 1 Teelöffel feine Orangenschale, gib wenig Wasser zu, um einen weichen Teig zu erhalten. Rolle zu 5 mm Dicke aus und lege den Teig auf eine Kuchenform. Der Kuchen wird ungefähr 2 1/2 cm hoch mit dem Kürbis und einem gewürfelten Apfel gefüllt. Man deckt Teig darüber, den man an den Ecken mit einer Gabel zusammendrückt und verziert. Dann bestreicht man mit Eigelb. Man backt ihn, bis er hellbraun und knusprig ist.

81. Kastanien-Apfel-Kuchen
Kastanien werden weich gekocht. Zimt, Orangenschale und Salz darunter gemischt und wie oben ein Teig bereitet, den man auf dieselbe Art füllt.

82. Ogura Kuchen (für Kranke erlaubt)
Zur Fülle Aduki Bohnen kochen mit oder ohne Kastanien, leicht salzen, den Teig füllen und backen.

83. Reiskuchen (für Kranke erlaubt)
Er kann als Hauptmahlzeit genommen werden. Gekochter

Reis wird mit Gemüse Nituké (Karotten, Lotoswurzeln, Zwiebeln, Wasserkresse, usw.) gemischt, wenig Mehl beigegeben. Wie vorstehend ein Kuchen bereiten und backen.

84. Süßer Kartoffel-Kastanien Kuchen (nicht für Kranke)
Die Kartoffeln werden mit wenig Salz gemischt und durchpassiert. Die Kastanien gekocht und zugegeben, der Teig gefüllt und gebacken.

85. Gemüse-Kuchen
Karotten, Zwiebeln, Kraut, Blumenkohl, usw. werden in Öl weich gedämpft, eine Kuchenform mit Teig ausgelegt und mit dem Gemüse gefüllt. Der Nitukésaft mit gebräuntem Mehl gedickt. Diese Sauce gießt man über den Kuchen, statt ihn mit Teig zu bedecken und backt ihn.

86. Zwiebel- und Karotten-Kuchen
Der Teig wird auf eine Form gelegt. Drei mal so viel Zwiebeln wie Karotten getrennt in Öl dämpfen, salzen, ein geschlagenes Ei darunter mischen, den Kuchen füllen und backen.

87. Apfelkuchen
Der Teig wird auf die Kuchenform gelegt, 3 geschnittene Äpfel wie eine Blume rund darauf gelegt, mit Salz bestreut und braun gebacken. Kuzumehl mit Wasser auf Feuer eingedickt, über die Äpfel gegeben und abkühlen lassen. Agaragar kann verwendet werden, aber Kuzu ist besser.

88. Pflaumenkuchen
Der Stein wird aus getrockneten Pflaumen entfernt, die Pflaumen in wenig Wasser weichkochen, Salz, Zimt. Der Kuchen mit den breitgedrückten Pflaumen belegt. Teig wie Kürbiskuchen backen.

89. Apfel- und Kastanienkuchen (nicht für Kranke)
Kastanien und Äpfel 3 zu 1. Man nimmt von den gekochten Kastanien 1/3 weg, gibt die geschnittenen Äpfel zu und kocht sie weich. Durch ein Sieb treiben und die ganzen Kastanien beigeben. Kuchen wie oben.

Gyoza

90. Pirosiki (für Kranke erlaubt)
Man bereitet einen Kuchenteig, schneidet ihn in runde Stükke, 8-10 cm Durchmesser. In dünne Stücke geschnittene Karotten, Zwiebeln, Wasserkresse in Öl dämpfen, salzen, gekochten Reis zugeben und mit der Hand kleine Klöße formen. Die runden Kuchenstücke um jeden Kloß falten, die Ecken mit der Gabel zusammendrücken. In Öl backen. Man kann verschiedene Arten von Pirosiki bereiten, indem man andere Zutaten verwendet und statt in Öl im Herd backt. Zur Verschönerung kann man sie vor dem Backen mit Eigelb bestreichen, auch den Teig kann man verschieden formen. Kinder lieben solche verschiedenen Formen besonders.

91. Gyoza
Man knetet Mehl mit Wasser und Salz zu einem weichen Teich, rollt ihn sehr dünn aus, schneidet runde (6-8 cm im Durchmesser) Stücke. Gewürfeltes Gemüse wird gesalzen und gedämpft, wenig Mehl zugeben. Das Gemüse mit den Teigstücken umhüllen, es muß lange schmale Rollen geben. In kochendem Wasser kochen, mit Soyasauce und Misocreme servieren.

92. Gebackene Gyoza - die gekochte Gyoza wird in Öl gebacken.

93. Gyoza schwimmend in Öl -gekochte Gyoza entspr. backen.

94. Gyoza Gratin
Gebackene Gyoza kommt in eine Kuchenform. Man bereitet eine ziemlich dünne Reis- oder Hirsecreme, gießt sie über die Gyoza und backt sie im Herd. Für Besuch kann man etwas Shrimp oder Geflügel, weißes Fleisch, unter die Gyoza mischen. Für Kranke wird der Teig aus Buchweizenmehl gemacht.

Chapati

95. Chapati (gut für Kranke, als Hauptmahlzeit auch für Yin-Menschen.)
Mehl wird mit Wasser und Salz zu einem weichen Teig geknetet. Mit einem Eßlöffel formt man runde Klöße. Im Herd backen. Statt zu backen, kann man sie auch über eine Flamme halten. Mit Nituké servieren. (Aus Buchweizen, Hirse -

mehl usw. ist Chapati sehr Yang und sehr gut für Kranke.)

96. Puri
Chapati wird in schmale runde Stücke gerollt und schwimmend in Öl gebacken, sie gehen auf wie Ballons. Mit Nituké servieren. In Indien wird Chapati jeden Tag gegessen. Es wird aus Vollweizenmehl zubereitet.

Jinenjo

97. Jinenjo(wilde Kartoffel)
Jinenjo wird in 2 1/2 cm Stücken gewürfelt, mit Salz bestreut, schwimmend in Öl gebacken, dann mit Soyasauce gekocht.

98. Jinenjo Hamburg
Jinenjo wird gerieben, geschnittene Zwiebeln oder Schalotten dazugegeben und gesalzen. Die Masse kommt in eine Pfanne mit viel Öl und backt sie zugedeckt bis sie weich und luftig ist.

99. Jinenjo Klöße
Zubereitung wie oben. Mit Löffel in Öl geben, schwimmend backen.

100. Jinenjo gratin
Man legt obige Zutaten in eine Kasserole und backt im Herd.

101. Tororo
Jinenjo werden gerieben, in eine schmale Pfanne gelegt, mit geröstetem Nori (Seetang) überstreut, mit Soyasauce servieren.

102. Tororo-Suppe
Jinenjo werden gerieben, mit Grundsuppe oder Misosuppe gemischt.

Ägyptische Bohnen
(Kichererbsen)

103. Kichererbsen
Gewaschene Kichererbsen legt man über Nacht in heißes Wasser und kocht sie weich, salzen. Mit der Brühe servieren oder so lange kochen bis keine Flüssigkeit bleibt.

104. Beignets aus Kichererbsen
Die gekochten Erbsen werden mit Mehl gedickt, wenn nicht

genug Flüssigkeit vorhanden, muß man Wasser zugeben. Salzen und eßlöffelweise in heißem Öl schwimmend backen.

105. Chanaklöße (Indun gram in Gent erhältlich)
Chanamehl wird mit Wasser vermengt, damit es geschlagen werden kann. Salzen und feine Zwiebeln zugeben. Eßlöffelweise schwimmend in Öl backen. Man kann auch gekochten Kichererbsenbrei nehmen.

106. Pakodi
Chanamehl wird mit Wasser vermengt und geschlagen, salzen und schwimmend in Öl backen. Geriebene oder geschnittene Zwiebeln können nach Geschmack unter den Teig gemischt werden.

107. Kichererbsencroquettes
Gekochte Kichererbsen werden mit Mehl vermischt, kleine Klöße geformt und platt gedrückt. In Brotkrumen umgedreht und schwimmend in Öl gebacken.

Bohnen

108. Gekochte Soyabohnen mit Miso
Man röstet Soyabohnen in einer Pfanne bis sie springen, gibt mit Wasser verdünntes Miso zu und kocht in einer zugedeckten Pfanne weich. Man entfernt den Deckel und kocht die Flüssigkeit ein.

109. Gekochte Soyabohnen
Soyabohnen werden weichgekocht, Salz und Soyasauce zugegeben. Die Flüssigkeit wird eingekocht. Schwarze Soyabohnen werden auf die gleiche Weise zubereitet.

110. Gomoku Bohnen
Soyabohnen werden weich gekocht. Weiße japanische Rettiche werden in Würfel geschnitten, ebenso Klettenwurzeln und Lotoswurzeln usw., in Öl dämpfen. Mit den Bohnen weich kochen. Salzen, Soyasauce.

111. Goziru-Suppe
Man weicht Soyabohnen über Nacht ein und reibt sie. Mit Zwiebeln, Karotten und weißem Rettich bereitet man eine Suppe, gibt die geriebenen Bohnen in die Suppe und kocht gut. Salz. Soyasauce.

112. Adukibohnen

Rote Soyabohnen werden weich gekocht, gesalzen und eingedickt. Wenn man Reiskuchen haben kann, werden sie in kleine Stücke gebrochen und zugegeben.

113. Aduki

Rote Soyabohnen werden weich gekocht, gesalzen, die Brühe abgeschüttet und zu Brei gerührt.

114. Bunte Bohnen, Nierenbohnen und andere

Man kocht Bohnen oder Erbsen in Wasser weich, salzt und gibt etwas Öl dazu.

115. Stangenbohnen

Stangenbohnen werden in Öl gedämpft und mit Wasser langsam weich gekocht, Salz und Soyasauce zugeben, die Bohnen müssen ziemlich scharf schmecken. Die Flüssigkeit wird eingekocht, die Bohnen schrumpfen ein.

Mais

116. Man kratzt die Körner von 3 Maiskolben mit einem Messer aus, dämpft 1 Zwiebel in 1 Eßlöffel Öl und gibt die Körner und 3 Teile Wasser zu, salzt und läßt auf kleiner Flamme weich kochen. Ständig rühren, damit nichts anhängt. 1 Eßlöffel mit Wasser verdünntes Kuzu wird zugegeben, zuletzt Soyasauce und mit Norikrusteln überstreuen.

117. Gerösteter Mais

Junge Kolben werden über Feuer oder im Backofen geröstet, Soyasauce darüber gegeben, kurz noch einmal geröstet und serviert.

118. Gekochter Mais

Maiskörner werden in 4% Salzlösung gekocht, mit Soyasauce zu Tisch gebracht.

119. Mais Beignets

Man schneidet junge Körner klein, zerstampft sie etwas, gibt sie in Tempurateig und backt sie in Öl schwimmend, Soyasauce dazu geben.

120. Maisklöße

Man knetet Maismehl mit Wasser und macht kleine runde Klöße daraus, kocht sie nicht zu lange und steckt Zahnstocher hinein. Sie werden mit Miso, Aduke-an usw. serviert.

121. Creme aus Mais
Maismehl wird mit wenig Salz und heißem Wasser geknetet. Man gibt es in Grundsuppe oder Misosuppe. Öfters umrühren.

122. Mais Croquettes
Wenig Salz und Zimt wird zu Maismehl gegeben, gut durchkneten mit Wasser. Man formt Croquettes und backt sie in wenig Öl.

123. Pfannkuchen aus Mais
Maismehl wird in wenig Öl gebräunt und mit Wasser zu einem dünnen Teig verarbeitet, in einer Pfanne werden kleine Pfannkuchen mit wenig Öl gebacken. Sie müssen auf beiden Seiten knusprig sein. Mit Nituké servieren.

Aduki

124. Ogura Fadennudeln
Aduki wird gekocht bis es weich und cremig ist, salzen. Man gibt gekochte Fadennudeln dazu und macht noch einmal in einer Pfanne heiß, gibt es in eine Form und läßt erkalten. Gestürzt werden sie in rechteckige Stücke geschnitten. (Gut bei heißem Wetter. Bei kaltem Wetter können sie auch heiß serviert werden.)

125. Lotoswurzeln mit Aduki
Lotoswurzeln werden wie Nituké zubereitet und mit Aduki gekocht, salzen.

Goma Tohu

126. Gut gerösteter Sesam wird gemahlen. Man kocht 3 gehäufte Eßlöffel. Kuzu mit Wasser bis es Faden zieht, gibt den Sesam zu und salzt. In einer rechteckigen Form läßt man erkalten. Man kann Goma Tohu auch mit Tahin bereiten. Mit Miso, Soyasauce, usw. servieren.

Aemono (Salate)

127. Aemono
Sesam wird gut geröstet, zerstampft bis er cremig ist. Mit Soyasauce und Wasser macht man eine dicke Sauce. In Salzwasser werden Schalotten, Zwiebeln, weiße Rettiche, Karotten, Kraut, Wasserkresse, Blumenkohl oder Kürbis usw.

gekocht und der Sesamcreme zugegeben. Anstelle von Sesam kann man auch Miso nehmen. Brühe verwenden.

128. Gemüse und Fruchtsalat
In kleine Stücke geschnittenes Kraut, Karotten, Blumenkohl und Äpfel. Über das Kraut und die Karotten wird kochendes Wasser gegossen, der Blumenkohl und die Äpfel werden in Salzwasser weichgekocht und alles mit einer Salatsauce aus 4 Eßlöffel Öl, 1 Eßlöffel Salz und 1 Ei vermischt auf einer Platte mit Lattich angerichtet. Dieser Salat wird nach Fleisch gegeben.

Verschiedenes

129. Chou Falcie
Das ist ein Bauerngericht, das in Frankreich in Gegenden wo Buchweizen angebaut wird, gegessen wird. Krautblätter werden sorgfältig gewaschen. Buchweizen wird mit 2 mal so viel Wasser und Salz gemischt. 2 geschlagene Eier. In eine eiserne Pfanne legt man in viel Öl 1 Blatt Kraut auf den Boden, gießt eine Lage Buchweizen, eine Lage Eier darüber, dann wieder Kraut. Man wechselt so ab, zuletzt muß ein Krautblatt kommen. Deckt den Topf zu und backt bei schwachem Feuer 1-1 1/2 Stunde. Nun wird das Gericht auf eine Platte gestürzt und noch heiß bei Tisch geschnitten. Mit Miso- oder Soyasauce servieren.

130. Buchweizen-Pfannkuchen
Buchweizenmehl wird mit 3 mal soviel Wasser und einem Ei gut geschlagen. In einer Pfanne werden dünne Pfannkuchen auf beiden Seiten gut braun gebacken, viermal zusammengelegt und auf einer Platte schön angerichtet. Vor dem Falten werden die Pfannkuchen mit Gemüse Nituké oder Miso gefüllt. Man kann sie auch ungefüllt als Hauptgericht geben, oder mit Kastanien, Pflaumen, Rosinen und Marmelade füllen.

Wildgemüse

Es gibt Tausende von eßbaren Wildpflanzen: Blätter, Wurzeln, Knospen, Blüten, Körner, Samen, usw. Gott läßt sie alle umsonst wachsen. Sie sind rein, frei von Chemikalien, Düngemitteln und Insektenbekämpfungspulvern. In der Natur gibt es kein Gift. Sind sie giftig, sind sie zu Yang oder zu Yin. Man kann Sie alle neutralisieren durch die makrobiotische Kochweise und Yin oder Yang-Krankheiten damit heilen.

Hier nenne ich einige: Wilder Spinat, Brennessel, Löwenzahn, Rapunzel, Bärlauch, Brunnenkresse, Klette, usw. Alle schmekken sie ausgezeichnet und sind eine gute Arznei.

Seetang und wilde Pflanzen

131. Sio Kobu

Man nimmt eine dicke Kobu, wäscht sie und behält das Wasser, da es viele Mineralien enthält. Die Kobu wird in 2 1/2 cm große Würfel geschnitten und mit 3 Teilen Wasser weich gekocht, Salz zugegeben und so lange weiter gekocht bis sie ganz trocken ist. Man gibt 10-20% Shoyu zu und kocht wieder bis trocken. Sehr gut bei Arthritis, niederem und hohem Blutdruck, Herzkrankheiten, Kropf, Tumor, usw.

132. Kobu Maki

Man nimmt ziemlich dünnen Kobu und schneidet ihn in 10 cm lange Stücke. Karotten, Klettenwurzeln werden in der selben Länge wie der Kobu geschnitten, mit dem Kobu zweimal eingerollt und mit einer Kanpyo (Schnur aus einer Art von Kürbis) zusammengebunden. Gut mit dem Wasser, in dem man den Kobu gewaschen hat, kochen. Es ist eine lange Zeit dazu nötig. Salz und Shoyu zugeben.

133. Gebratener Kobu

Dicker Kobu wird in 8 cm dicke Würfel geschnitten, in Öl gebraten und Salz zugegeben. Gut als Nachtisch.

134. Musubi Kobu

Kobu wird in der Größe eines kleinen Fingers geschnitten, jeder Streifen wie ein Knoten zusammengebunden und gebacken.

135. Kobusuppe

Aus Kobustücken (10 x 25 cm) bereitet man mit 1 1/4 l Wasser (für fünf Personen) eine Suppe und gibt wenig Salz zu. Man kann jedes Gemüse -wie zu Gemüsesuppen- zugeben, auch Shoyu.

136. Matuba Kobu

Kobu wird in der Größe 8 auf 1/2 cm geschnitten oder klein zersplittert und gebacken.

137. Salmkopf Kobu Maki
Getrockneter, gesalzener Salmkopf wird geschnitten. In Kobu, wie Kobu Maki, eingewickelt. Ohne Salz gut kochen, etwas Shoyu zugeben. Gut für Polio, Paralyse und andere Kalkmangelkrankheiten.

138. Hiziki mit Lotoswurzeln
Man legt getrocknete Hiziki fünf Minuten in Wasser und schneidet kleine Stückchen. 2 mal so viel Lotoswurzeln werden in 2 Eßlöffel Öl geschmort und mit dem Hiziki und dem Einweichwasser und 1 Teelöffel Salz so lange gekocht bis kein Wasser mehr vorhanden ist. Shoyu zugeben und noch einige Zeit kochen.

139. Hiziki Nituké
Hiziki wird in Wasser eingeweicht, in kleine Stücke geschnitten, in 2 Eßlöffel Öl geschmort, etwas Wasser und Shoyu zugeben.

140. Hiziki mit Age
Hiziki wird wie oben zubereitet und klein geschnittenes Age zugegeben, mit wenig Wasser und Shoyu gekocht.

141. Hiziki und Soyabohnen
Hiziki wird wie 138 zubereitet, gut gekochte Soyabohnen zugegeben und mit Shoyu gewürzt.

142. Gomoku Hiziki
Karotten, Lotoswurzeln und Gobo (Klettenwurzeln) werden gewürfelt wie 138 und in 3 Eßlöffel Öl geschmort.

143. Hiziki Reis
Man mischt Hiziki wie oben mit gekochtem Reis.

Wilde Pflanzen

144. Löwenzahnblätter
Die Blätter werden gewaschen und geschnitten: mit Salz oder Shoyu ein Nituké gemacht.

145. Löwenzahnwurzeln
Gut waschen, nicht schälen, in runde Stücke schneiden und gut in einem Eßlöffel Öl schmoren. Salz und Shoyu zugeben. Gut bei Arthritis, Rheumatismus, Polio und Herzkrankheiten.

146. Wegerich
Mache ein Nituké mit Shoyu.

147. Distel Nituké
Man nimmt einen Distelstengel und kocht ihn mit wenig Wasser und Shoyu lange Zeit. Die Blätter kann man auf die gleiche Weise zubereiten. Die Blätter werden kleingeschnitten und Nituké daraus bereitet. Man kann Distel Nituké lange Zeit aufbewahren, wie alle Nituké.

Miso und Shoyu-Rezepte

Miso und Shoyu sollten nur gegessen werden, wenn sie nach der alten Tradition hergestellt sind.

148. Misosauce
1 gr. Eßlöffel Miso und 3 Eßlöffel Tahin werden gemischt, eine Tasse Wasser darunter gerührt und gekocht. Man rührt 1 Teelöffel geschnittene Orangenschale dazu. Diese Sauce wird mit Reis, Buchweizen (Körner oder Nudeln), Kasha, Fadennudeln, Gemüse, usw. gegessen.

149. Miso Creme
Mit weniger Wasser als zur Sauce wird eine Creme gekocht, wie oben verwendet. Sie kann anstelle von Butter oder Käse gegessen werden.

150. Miso
1 Eßlöffel Miso wird mit 4 Eßlöffeln Tahin (Sesambutter), wenig geschnittene Orangenschale, Reis oder Brot gegessen.

151. Misosuppe (fünf Personen)
1 Tasse geschnittene Zwiebeln, 1/3 Tasse Karotten, 1 geschnittenes Krautblatt, 1 Eßlöffel Sesam- oder Olivenöl. Zuerst das Öl erhitzen, Zwiebeln und Kraut zugeben, wenn gut durchgeschmort, die Karotten zugeben und gut kochen. 4 Tassen Wasser hinzufügen und zuletzt etwas in Wasser verrührtes Miso. Rohe Zwiebeln und geröstetes Nori klein geschnitten darüber streuen.

152. Karotten und Zwiebeln (15 Personen)
1/2 Pfund Zwiebeln, 1 Karotte, 2 Eßlöffel Miso, 1/2 Teelöffel Salz, 1 Eßlöffel Öl. - 2 oder 3 Zwiebeln werden geschnitten, in Öl geschmort und der Rest der Zwiebeln zu-

gegeben, die kleingeschnittenen Karotten mit Wasser drunter rühren und gut kochen. Miso beigeben.

153. Gemüse mit Miso
1 Karotte, 2 Zwiebeln, 4 Krautblätter, 2 Eßlöffel Öl, 1 Eßlöffel Miso. - Zwiebeln vierteilen, mit Öl schmoren, Kraut zugeben, gut kochen, dann die Karotten und 2 Tassen Wasser, wenig Salz und in Wasser aufgelöstes Miso beigeben. Kochen bis die Karotten weich sind.

154. Oden mit Miso
Zwiebeln, weiße Rettiche, werden ungeschnitten mit in große Stücke geschnittenen Karotten auf einem Blatt Kobu in eine Pfanne gelegt und mit Wasser und wenig Salz gut gekocht. Schalotten werden auf Bambusblätter (fünf auf ein Blatt) gelegt und Miso oder Shoyu dazugegeben. Je länger man kocht, umso besser ist das Gericht.

155. Buchweizen Dango mit Miso
Aus Buchweizen macht man Klöße und kocht sie in Wasser, legt fünf auf 1 Bambusblatt, bedeckt sie mit Misocreme und erhitzt. (man kann auch andere Creme nehmen.)

156. Miso Ae
Karotten, Zwiebeln, Wasserkresse, Blumenkohl, Rettiche, Endivien, Sellerie, usw. werden in Wasser gekocht und mit Misocreme serviert.

157. Tekka Nr. 1
30 Gramm Lotoswurzeln, 30 - 45 Gramm Klettenwurzeln, 30 Gramm Karotten, 5 Gramm Ingwer, 100 Gramm Öl, 150 Gramm Miso. Alle Gemüse werden kleingeschnitten. Die Klettenwurzeln zuerst in 2 Eßlöffel Öl geschmort, dann die Karotten beigefügt, Ingwer und Miso zugegeben, 2 Eßlöffel Öl darunter rühren und kochen bis alles ganz trocken. Gut für alle Yin-Krankheiten.

158. Tekka Nr. 2
60 Gramm Lotos, 15 Gramm Klettenwurzeln. 15 Gramm Karotten, 5 Gramm Löwenzahnwurzeln. Alles wie Nr. 1 schneiden. Gut bei Husten, Asthma, Tuberkulose, usw.

Shoyu

159. Sekura Reis
Reis wird mit 5% Shoyu gekocht. Sehr appetitanregend.

160. Shoyusauce
1 geschnittene Zwiebel wird mit 1 Eßlöffel Öl geröstet, eine Tasse Wasser und 3 Eßlöffel Tahin, gut vermischt, zugegeben mit 1/2 Teelöffel Salz gut gekocht.

161. Sesamsauce
1 1/2 Eßlöffel Sesam wird gut geröstet bis er ölig ist. 1-2 Eßlöffel Shoyu zugegeben. Gut zu allen gekochten Gemüsen und Reis, Brot, Sandwiches.

162. Shoyubouillon
1/2 Zwiebel wird in 1 Teelöffel Öl geröstet, 2 Tassen Wasser zugegeben, wenn gekocht, mit Shoyu salzen.

163. Ositasi
Wasserkresse, Spinat, Lattich, Kraut oder jedes andere Gemüse kochen und mit Shoyu servieren.

164. Hafermehlcreme
4 Eßlöffel Hafermehl werden mit 1 Eßlöffel Öl geröstet. Shoyu und wenig Salz und Wasser nach Geschmack zugeben.

165. Hafermehlsuppe
Man gibt die gleiche Menge Wasser zu obiger Creme und bestreut mit geschnittener Petersilie, Wasserkresse oder anderem grünen Gemüse. Man kann sowohl Suppe oder Creme mit Reis, Weizen, Kokkoh und Buchweizenmehl bereiten.

166. Bechamelsauce mit Soyasauce
1 gehäufter Eßlöffel Mehl wird in 1 Eßlöffel Öl geröstet, Wasser zugegeben und gekocht, dann wird das Shoyu eingerührt.

167. Mayonnaise mit Shoyu
Aus 1 Eigelb, ein wenig Salz und Öl wird eine Mayonnaise gerührt. Heißes Wasser zugegeben geschnittene Petersilie darüber gestreut. Gut zu jedem gekochten Fisch oder Gemüse.

168. Sauce Lyonnaise
Zwiebeln werden in wenig Öl geröstet, Weißwein zugeben und 2-3 Eßlöffel Bechamelsauce. Gut zu gegrilltem Fisch.

Anmerkung: Man soll nur die traditionelle Soyasauce (Shoyu) verwenden. Sie ist mit Wasser verdünnt gut zu Sasimi, gegrillten Austern, Tempura, Fischsukiyaki, Tofu (Pflanzenkäse) oder Soyabohnen, usw.

Getränke

169. <u>Reistee</u>
Reis wird braun geröstet. Zu 1 Eßlöffel Reis gibt man 10 mal soviel Wasser und kocht. Mit wenig Salz servieren. Dieser geröstete Reis und gerösteter Tee (Bancha) können als Getränk mit Wasser gemischt werden.

170. <u>Weizentee</u>
Weizen wird braun geröstet, 1 gehäufter Eßlöffel in 1/4 l Wasser kochen. Im Sommer kalt servieren.

171. <u>Löwenzahnwurzel-Kaffee</u>
Löwenzahnwurzeln werden gewaschen und getrocknet, in kleine Stücke schneiden und mit wenig Öl braun rösten, in der Kaffeemühle mahlen. - Auf 1 Teelöffel nimmt man 1 Tasse Wasser und kocht 10 Minuten. Seiht und serviert. Wer bitteren Geschmack liebt, kann Zichorie dazu geben.

172. <u>Ohsawa Kaffee Yannoh</u>
3 Eßlöffel Reis, 2 Eßlöffel Weizen, 2 Eßlöffel Aduki, 1 Eßlöffel Kichererbsen, 1 Eßlöffel Zichorie. - Jedes getrennt braun rösten, zusammenmischen und in 1 Eßlöffel Öl rösten, abkühlen und mahlen, mit kaltem Wasser nach Geschmack mischen. Dieses Mehl heißt Yannoh. 1 Eßlöffel wird mit 1/2 l Wasser 10 Minuten gekocht, geseiht und serviert.

173. <u>Kokkoh</u>
Gerösteter Reis, Hafermehl, Soyabohnen und Sesam werden hierfür benötigt. Man verwendet besser das fertige Produkt, das in Gent zu kaufen ist. - 1 gehäufter Eßlöffel auf 1/2 l Wasser, umrühren und 10 Minuten kochen.

174. <u>Beifuß Tee</u>
1 Teil Beifuß wird in 5 Teilen Wasser gekocht. Man läßt etwas einkochen und salzt. Gut als Frühstücksgetränk. Die Blätter kann man getrocknet jahrelang aufbewahren. Gut gegen Würmer.

175. <u>Minzentee</u>
Minzenblätter werden auf dieselbe Art gekocht.

176. <u>Lindenblütentee</u> - wie 174

177. <u>Mu Tee</u>
1 Paket Mu-Tee wird in 1 l Wasser 10-20 Minuten gekocht. Gut als tägliches Getränk für Yin-Personen. In diesem Fall läßt man das Wasser etwas einkochen und trinkt den Tee 2 Tage lang. Er kann gewärmt werden. Er ist das Getränk, das am meisten Yang ist. Er enthält Gin-seng und 15 medizinische Pflanzen.

178. <u>Gerösteter grüner Tee</u> (Bancha)
Grüner Tee (die Blätter müssen 3 Jahre am Busch bleiben) wird einige Minuten geröstet und in ungefähr 3/4 l Wasser 10 Minuten gekocht.

179. <u>Syo-Ban (Gerösteter grüner Tee mit Soyasauce)</u>
Man füllt 1 Teetasse 1/10 mit Shoyu gibt heißen Tee (178) dazu und serviert. Dieser Tee ist gut bei Müdigkeit, Beleidigungen und Aufregungen.

180. <u>Yang-Yang-Tee</u>
Nur sehr Yin-Personen sollten ihn trinken (In Gent erhältlich)

181. <u>Drachentee</u>
Gut für besonders Yin-Personen bei Erbrechen, Morgenmüdigkeit und Leukorrhea. (In Gent erhältlich)

182. <u>Haru Tee</u>
Sehr guter Geschmack. Gut bei Erkältungen des Kopfes.

183. <u>Kohren Tee</u>
Gut für Husten, Keuchhusten, Asthma, Tuberkulose, usw. 2 Teelöffel auf 1 Tasse heißes Wasser. Man trinkt 3 mal am Tag und nimmt sonst kein Getränk. (Wird aus Lotoswurzeln hergestellt.)

184. <u>Kuzu</u>
Gutes Getränk für Jedermann. Auch gut für Durchfall und Erkältungen des Kopfes. Man verrührt 1 gehäuften Teelöffel mit 2-3 mal soviel Wasser, gibt gut 1/4 l Wasser zu und kocht bis durchscheinend. Etwas Shoyu zugeben.

185. Renkon (Lotos) Tee
Man zerquetscht eine 5 cm lange Lotoswurzel und drückt den Saft aus, gibt 10% rohen Ingwer und etwas Salz zu, kocht wie 183. Gut für Asthmahusten und Yin-Personen.

186. Aduki Saft
Man kocht Aduki (2 1/2 l Wasser mit 1 Eßlöffel Aduki) 1/4 ein. Der Saft ist sehr gut für Nierenbeschwerden. Etwas Salz zugeben.

187. Rettichgetränk Nr. 1
Man reibt 2 Eßlöffel weißen Rettich (Daikon), gibt 3/4 l heißes Wasser zu, 2 Eßlöffel Shoyu und 1 Teelöffel geriebenen Ingwer. Gegen Erkältungen trinkt man das im Bett. Durch Schwitzen und Urinieren sinkt das Fieber.

188. Rettichgetränk Nr. 2
Weiße Rettiche werden gerieben und der Saft ausgepreßt. Zu 1/10 l dieses Saftes gibt man 1/4 l Wasser und wenig Salz, kocht einige Minuten. Einmal am Tag trinken, nicht länger als 3 Tage. Gut für geschwollene Füße.

189. Ransyo
Ein Ei wird gut geschlagen, 50% Shoyu zugegeben und wieder geschlagen, auf einen Schluck trinken. 3 Tage lang nicht mehr als einmal täglich nehmen, vor dem Zubettgehen. Sehr gut bei ernsthaften Herzbeschwerden. Das Ei muß fruchtbar sein.

190. Soba Tee
Buchweizenwasser wird mit wenig Shoyu und Salz gekocht.

191. Umeboshi Saft
1 Umeboshi wird in 2 1/2 l Wasser gekocht und abgeseiht. 2 1/2 l Wasser werden zugegeben. Gut als Sommergetränk, man kann es kalt trinken.

192. Ume-Syo-Kuzu
1 Umeboshi, 2 gehäufter Teelöffel Kuzu, 3 Teelöffel Shoju, 1 Teelöffel Ingwer und 3/4 l Wasser. - Der Umbeshi wird gerieben und mit 1/4 l Wasser und Kuzu gemischt, mit 1/2 l Wasser gekocht bis eingedickt. Gut für Erkältungen. Beim Trinken stets Shoyu zugeben.

193. Spezial Reiscreme
Reis wird geröstet und mit Wasser 1-2 Stunden gekocht und durch ein Baumwolltuch passiert. Gut als tonisches Mittel für müde Personen, als Frühstück für Kranke und als Nachmittagstee für Müde.

Kapitel 8

Spezial-Gerichte — Tierische Nahrung

Im Buddhismus und besonders im Zen-Buddhismus ist jede tierische Nahrung verboten. Letztere ist biologisch und physiologisch die höchste Art des Buddhismus. Wenn Sie aber noch nicht an die reine Makrobiotik gewöhnt sind, und es nicht eilig haben, in das Reich des Himmels, SATORI, oder in die Unendlichkeit zu kommen, können Sie von Zeit zu Zeit, dann immer weniger und weniger diese Spezialgerichte essen. Sie sind so hergestellt, daß sie ein gutes Gleichgewicht in der Konstitution schaffen, indem sie zu viel Yang und zu viel Yin neutralisieren, beides wirkt als größtes Gift. Nahrungsmittel für diese Gerichte dürfen aber weder durch DDT noch durch Insektenbekämpfungsmittel verdorben sein.

Makrobiotik ist keine Art von Vegetarismus, der oft reine Sentimentalität ist. Wenn alle tierischen Eiweißstoffe vermieden werden, geschieht das aus biologischen und physiologischen Gründen. Es sollen denkende Menschen geschaffen werden. Tierfleisch hat eine ideale Zusammensetzung für Tiere. Tierische Drüsen erzeugen Hormone, gut für Tiere, die nicht gewöhnt sind, zu denken. Alle Tiere handeln nur aus Instinkt. Anatomisch ist ihr Gefühlszentrum und daraus folgend ihre Urteilskraft, nicht wie die unsrige entwickelt. Deshalb werden sie von den Menschen ausgenützt, getötet und gegessen. Wer tierische Produkte ißt, wird auch oft von anderen ausgebeutet und getötet. Kein Tier ruft seine Brüder auf, ein anderes Volk von Tieren zu töten, wie der Mensch es tut. In dieser Hinsicht ist der Mensch wahnsinnig. Alle Menschen, die tierisches Eiweiß essen, sind von Tieren abhängig, die niedere, einfachere urteilende Fähigkeiten haben. Missetäter, Lügner, Feiglinge, Mörder sollten nicht getadelt oder bestraft, sie müssen belehrt werden, daß sie unglücklich sind, weil sie falsch essen und trinken. Ihre Erziehung ist zu tadeln: berufliche Erziehung macht den Menschen zu einem Phonographen, statt zu einem "denkenden Rohr". In den östlichen Grundschulen lernt man denken und urteilen, selbständig handeln, für sich selbst und unabhängig. Aber eine solche Belehrung ist völlig nutzlos für Kinder, die keinen entwickelten Verstand haben.

Sie können ein Krokodil niemals Mathematik lehren, weil es

keinen Verstand besitzt. Das Tier hat nur die niederste, blinde, physikalische Urteilskraft, "bedingter Reflex" genannt. (Pavlov irrte sich bei seinem Versuch, den Menschen als eine Maschine mit bedingten Reflexen hinzustellen.) Der Mensch hat außerdem mindestens sechs höhere urteilende Fähigkeiten: sensorische, gefühlsbedingte, intellektuelle, soziale, ideologische und höchste. Mit der 5, der ideologischen Urteilskraft begeht der Mensch Selbstmord, nachdem er die Geliebte, deren Betrug er erkannte, getötet hat, und mit der 7., der höchsten Urteilskraft, verzeiht er dem schlimmsten Verbrecher.

Viele suchen Geld, Macht, Ansehen um jeden Preis. Sie sind unersättlich wie das Krokodil. Nach der Physiognomie haben sie einen kleineren Kopf und größere Kinnbacken, d.h. ihr Gehirn ist weniger entwickelt als ihr Mund,und ihre Kiefern. Sie sind Menschen der Tat und keine Denker. Lynchjustiz findet man in Ländern, wo die Menschen diese physiognomische Charakteristik besitzen, wo der Verbrauch von tierischen Produkten groß und das Klima sehr Yang (heiß) ist. Die Lynchjustiz wird verschwinden, wenn sie weniger tierische Produkte essen. Schulerziehung ist nutzlos. Hätte Gandhi während seiner Studienjahre in England nicht alle tierische Nahrung aufgegeben, wäre er ein grausamer Revolutionär geworden.

Ich glaube, Sie haben jetzt verstanden, nicht nur die Form des Kopfes bestimmt unser Verhalten, der Gehalt, die Zusammensetzung der Nahrung sind wichtig. Sie können also Ihr Verhalten kontrollieren, wenn Sie Ihre Nahrung, Ihre Getränke kontrollieren. Sie können Ihr eigener Herr oder ein Sklave mit tierischer Urteilskraft sein.

Menschen, die physiognomisch sehr Yin sind, können ihren Ehepartner töten,wenn sie zuviel Yin essen. Sie können grausamere Mörder als die Yang-Menschen sein. Alle, die zu viel Yin essen,wie die Völker Indiens, die Vegetarier oder Früchteesser sind, können große Tragödien hervorrufen: die nie endende Zersplitterung der Nationen.

Sie brauchen tierische Nahrung nicht zu fürchten. Die Menge ist bestimmend. Die Quantität verändert die Qualität. Die Qualität ist nicht von Bedeutung, nur die Quantität. Das Gute wird schädlich durch zu große Mengen. Hier kann man die Überlegenheit der Dialektik gegenüber der formalen Logik lernen. Die

Grundprinzipien der westlichen Logik, die Grundlage allen Denkens und der Wissenschaft sind für den Osten zu starr und zu einfach. Darum war Professor Northrop der Verfasser des Buches "Begegnung von Ost und West" so erstaunt, als er die Mentalität der Menschen des Ostens erkannte.

Sie müssen verstehen, daß zwei antagonistische Faktoren zum gleichen Resultat führen. Andererseits kann der gleiche Faktor, wenn in verschiedenen Quantitäten angewendet, gänzlich verschiedene Resultate erzielen.

Kennen Sie die makrobiotische Küche und ihre dialektische Philosophie, können Sie Nahrung, die zu sehr Yang ist (tierische Produkte), yinnisieren oder neutralisieren, und die verhängnisvolle Oberherrschaft der niederen Urteilskraft (Grausamkeit, Gewalt, Pflichtvergessenheit oder Sklaventum) in ein höheres Denken verwandeln.

Spezial-Gerichte

194. Koi-Koku

1 Karpfen, 3 mal so viel Klettenwurzeln, 3 gehäufte Eßlöffel Miso, 1 Eßlöffel Öl. - Nur die bitteren Teile des Karpfens werden entfernt, aber keine Gräten. Der Fisch wird in 1 1/4 cm dicke Stücke geschnitten. In einer Pfanne erhitzt man Öl und röstet geriebene Klettenwurzeln. Der Karpfen wird darauf gelegt und mit gebrauchten Teeblättern, die man, in einem Tuch eingewickelt, getrocknet hat, bedeckt und so viel Wasser zugegeben, daß alle Zutaten im Wasser sind. 3 Stunden ziehen lassen, Verdunstet das Wasser, muß man nach und nach neues zugeben. Sind die Gräten weich, nimmt man die Teeblätter weg, verdünnt Miso mit etwas Wasser und gießt es über den Karpfen, läßt noch einmal ziehen. Dieses Gericht ist gut für alle Entzündungen und Fieber, besonders gut für stillende Mütter, die nicht genügend Milch haben. Der Karpfen sollte innerhalb von fünf Tagen gegessen werden. Auch gut bei Mittelohrentzündung, Pneumonie, Arthritis und Rheumatismus.

195. Roter Schnäpper (Tai)

Die Schuppen werden entfernt und der Fisch gereinigt, mit Salz bestreut, in Mehl gewendet und schwimmend in Öl bei kleinem Feuer gebraten. Knusprig legt man ihn auf eine Platte und übergießt ihn mit Sauce.

196. Sauce
Zwiebeln werden der Länge nach dünn geschnitten, zerkleinerter chinesischer Kohl, Blumenkohl, Karotten zugegeben, gut vermengt und gesalzen. Langsam mit wenig Wasser ziemlich weich kochen. Diese Sauce wird auch zu gebackenem Buchweizen, Fadennudeln verwendet.

197. Pampano (oder Cavalla)
Der Fisch wird gewaschen, gereinigt und mit Salz bestreut. In Mehl gewendet und wie 195 zubereitet. Gut schmeckt Misocreme dazu.

198. Kleine Fische
Ungefähr 5 cm lange Fische werden in Mehl gewendet und gesalzen. In Öl braten und mit Soyasauce servieren. Gut für alle Yinkrankheiten.

199. Gebratene Austern
Die Flüssigkeit wird abgeseiht und die Austern gesalzen, in Mehl gewendet, in ein geschlagenes Ei mit Brotkrumen getaucht und schwimmend in Öl gebacken.

200. Gebratener roter Schnäpper
Ein roter Schnäpper wird in Stücke geschnitten und mit Salz bestreut. In Mehl, Ei und Brotkrumen, in der angegebenen Reihenfolge gewendet. Man serviert den Fisch mit gedämpfter Wasserkresse, Kraut, Karotten, usw., alles vorher klein schneiden und salzen, Markrelen, Bonito, gelbe Schwanzsardinen, usw. werden auf dieselbe Weise zubereitet. Geriebener Ingwer wird mit serviert.

201. St. Jaque Muscheln
Das Fleisch wird aus den Muscheln genommen und gewaschen, in kleine Stücke geschnitten und mit Karotten, Zwiebeln, usw. gekocht. Man gibt alles in die Muschel zurück, gießt eine Bechamelsauce darüber und backt im Backofen. Das gleiche Gericht ohne das Fleisch kann von Kranken gegessen werden.

202. Shrimp Tempura
Die Shrimps werden aus den Schalen genommen und mit Salz überstreut. Man wendet sie in Mehlteig, backt und serviert mit Sauce.

Teig: 1 Tasse gesiebtes Mehl, wenig Salz, 2 mal so viel Wasser. - Der Teig darf nicht zu sehr geschlagen werden, er wird sonst klebrig und die Tempura schmeckt nicht gut. Wenn man Glutinreismehl (Mochigomo) kaufen kann, nimmt man 20% und fügt ein geschlagenes Ei bei.

Sauce: Man nimmt Kobustengel und getrockneten Bonito, bereitet sie zu und salzt. Der gebratene Fisch wird auf Saugpapier gelegt. Auf Tellerdeckchen auf einer Platte richtet man den Fisch schön an. Geriebener weißer Rettich wird leicht ausgedrückt und auf die Platte gelegt. Man serviert mit Petersilie überstreut. Die Sauce kommt in besondere kleine Schüsselchen.

203. Rote Schnapper Tempura

Filet von roten Schnappern werden wie oben zubereitet.

204. Squid Tempura

Die Haut des Squids wird abgezogen, längs und quer mit dem Messer eingeschnitten. 3 oder 5 cm große Fischstücke werden in Teig getaucht und wie oben gebacken. Zusammen mit Tempura von Stangenbohnen, Wasserkresse, Petersilie, Sellerie, Karotten, usw. servieren.

205. Gebackene, gemischte Gerichte

Schalotten, geschnittener Squid, feine Zwiebeln, gewürfelte Karotten, gewürfelter Abalon, usw. wird in Teig gewendet, eßlöffelweise in Öl gegeben und gebacken.

206. Ei Tempura

Eier werden aufgeschlagen schwimmend nicht hart in Öl gebacken.

207. Roter Schnapper, rohe Scheiben (Tai Sasimi)

Man schneidet den Fisch schön zu Bissen, legt diese in einer Reihe auf eine Schüssel, häuft unter und um den Fisch geriebenen weißen Rettich und Karotten. Dann legt man eine andere Reihe Fisch auf das Gemüse, serviert mit geriebenem, weißen Rettich und Soyasauce.

208. Thunfisch, rohe Scheiben

Man kauft ein großes Stück Thunfisch, zieht die Haut ab und entfernt die blutigen Teile. Nur gute Stücke nehmen und in dünne Scheiben schneiden. Sie werden auf die gleiche Weise wie der rote Schnapper angerichtet, kalt gestellt und dann serviert.

209. Gewaschener roter Schnapper

Filet von rotem Schnapper wird in große Stücke geschnitten, mit Salz bestreut und in einem Korb oder Sieb gegeben. Aus dem Wasserhahn läßt man langsam kaltes Wasser über den Fisch laufen. Ist er fest, legt man ihn auf ein Bett von geriebenen weißen Rettichen und Karotten, usw. In kleinen Schüsseln werden jeder Person Portionen mit Soyasauce und geriebenem, weißen Rettich serviert.

210. Gewaschener Karpfen

Er wird auf die gleiche Weise wie der rote Schnapper zubereitet. Er ist sehr Yin und sollte nicht oft oder gar täglich gegessen werden.

211. Schmerlsuppe

Man bereitet Misosuppe, gibt Schalotten zu und in die kochende Suppe den Schmerl (Karpfenfisch).

212. Yanagawa

Schmerl wird der Länge nach in Scheiben geschnitten, eng aneinander gedrückt. Klein geschnittene Klettenwurzeln in Öl geröstet und in eine Yanagawapfanne gelegt, darauf eine Lage Schmerl, die geschnittenen Seiten nach oben. Darüber schüttet man geschlagene Eier und eine Sauce, die mit Shoyu und Salz stark gesalzen ist, kocht. Wenn man keine Yanagawapfanne hat, nimmt man eine Bratpfanne, dann muß man aber das Gericht sorgfältig auf eine Platte legen, damit es nicht zerbricht.

213. Gebratener, gesalzener roter Schnapper

Der gewaschene und geschuppte Fisch wird mit Salz bestreut und im Backofen oder über Gas gebacken. Man kann den Fisch auch schräg über offenes Feuer halten und schön rösten, dann muß man aber Flossen und Schwanz mit nassem Papier umwickeln. Backt man den Fisch im Backofen, muß man die Pfanne vorher mit Öl ausreiben. Zuletzt wird der Fisch in sehr große Stücke geschnitten.

214. Gebratener, gesalzener Pampano

Der Fisch wird geschuppt, gewaschen und mit Salz bestreut. Über der Flamme braten und mit Shoyu servieren. Makrelen, Sardinen und Meerbarben werden auf die gleiche Weise zubereitet.

215. Gebackener Thunfisch und Gelbschwanz

Man schneidet die Fische in große Stücke und backt im Backofen, taucht die Stücke in halb Shoyu und Wasser und backt noch einmal.
Die Fische werden auf die Platte gelegt und die mit Kuzu gedickte Sauce, die beim Kochen entstanden ist, darüber gegossen.

216. Gedämpfter roter Schnapper

Karotten, Zwiebeln, Kraut, Blumenkohl wird in großen Stücken in Öl gedämpft, Wasser zugegeben und gekocht. Der Fisch wird groß geschnitten, knusperig in tiefem Öl gebacken, dem Gemüse zugegeben und gekocht. Mehl wird mit wenig Öl gebräunt und zu einem dünnen Brei mit Wasser verdünnt, man dickt die Fisch- und Gemüsebrühe damit ein und gießt sie über den Fisch. Da Blumenkohl zu leicht zerbricht, wenn er zu lange gekocht wird, kann man ihn getrennt zubereiten. Vor dem Eindicken gibt man ihn bei.

217. Nituké aus kleinen roten Schnappern

Man reinigt und schneidet den Fisch mit dem Kopf in dikke Stücke, kocht ihn in halb Wasser und Shoyu.

218. Klare rote Schnappersuppe

Man bereitet eine Suppe aus Kobu und getrocknetem Bonito(2 1/4 l Wasser und 20 cm große Kobustücke). Wenn das Wasser kocht, gibt man 3 Eßlöffel getrocknete Bonitoflocken zu, kocht gut und gießt auf ein Sieb und stellt beiseite. Der in kleine Stücke geschnittene Fisch wird rasch gekocht, ebenso geschnittene Schalotten. Krusteln, die man in Wasser eingeweicht hat, werden ebenfalls gekocht. Die abgeseihte Brühe wird zugegeben. Jetzt legt man einige von allen Zutaten in ein japanisches Suppenschüsselchen und gießt die gesalzene Suppe darüber, in jedes Schüsselchen kommt ein kleines Stückchen Orangenschale, dann deckt man es zu. Die gleiche Suppe kann man aus Huhn, Ente, Schrimps, Weißfischen, usw. bereiten.

219. Moulesuppe

Geschnittene Zwiebeln werden in Öl geröstet. Bei mittlerer Hitze werden die gewaschenen Moules, etwas Weißwein und wenig Wasser mit den Zwiebeln gekocht. Wenn sich die Schalen öffnen, salzt man.

220. Misomuscheln
Von großen Muscheln wird das Fleisch gelöst, ist das zu schwierig, legt man die Muscheln in eine Pfanne mit Wasser und erhitzt. Der Sand wird mit Wasser abgewaschen. Geschnittene Zwiebeln werden in Öl geröstet, Miso mit etwas Muschelbrühe verdünnt, die Zwiebeln zugegeben, gut umgerührt. Mit einem Löffel füllt man die Mischung in die Schalen, legt Muschelfleisch in jede Schale und deckt zu. Fünf Minuten grillen und servieren.

221. Abalone Nituké
Man löst die Abalone aus der Muschel und schneidet sie in kleine Stücke. Sie werden mit Rüben und Karotten in Öl gedämpft und wie Nituké zubereitet. Mit Salz und Shoyu würzen.

222. Sushi
Thunfisch wird in dünne Stücke geschnitten. Geschlagene, gebratene Eier schneidet man ungefähr 1/2 cm breit. Das Fleisch von Muscheln mit Shoyu kochen. Orangensaft mit Reis mischen und kalt stellen. Man legt 1 gehäuften Eßlöffel des gekochten Reis in die Höhlung der linken Hand und formt ihn mit zwei Fingern der rechten Hand cylinderförmig. Die anderen Zutaten legt man auf jeden Reiscylinder; man preßt sie mit den Fingern fest. Die Platte wird appetitlich angerichtet und mit Shoyu, dem etwas geriebener Ingwer zugegeben wurde, serviert.

223. Hako Sushi
Fisch und Reis werden wie oben zubereitet. Lotoswurzeln dünngeschnitten als Nituké zubereiten. Geschnittene Karotten ebenso. Eine rechteckige Form wird mit Wasser naß gemacht, man füllt sie mit dem Ei, den Gemüsen und dem Fisch. Alles wird mit ungefähr 1/2 cm Reis bedeckt und fest gedrückt. Man legt eine Platte darauf, stürzt und schneidet rechteckige Stücke. Serviert in kleinen Portionsschüsseln mit Shoyu. Chirashi Sushi wird ebenso serviert.

Nachspeisen

224. Karinto
2 Tassen Mehl, 2 Eßlöffel Sesam, Salz, 1 Teelöffel Zimt, Man knetet mit Wasser einen weichen Teig, rollt ihn dünn aus und schneidet rechteckige Stücke, die man knusprig backt. Man kann verschiedene Formen schneiden, runde, große, breite, schmale. Die rechteckigen kann man auf einer Seite bis zur Mitte einschneiden.

225. Polenta
Dieselbe Zubereitung wie oben, nur nimmt man Vollmehl und Maismehl zu gleichen Teilen.

226. Buchweizen Karinto
Dieselbe Zubereitung, nur mit Buchweizenmehl. Gut für Kranke als Zwischenmahlzeiten.

227. Hirse, Buchweizen, Vollmehl Karinto
Hirse und Mehl wird zu gleichen Teilen gemischt, kleingeschnittene Hasel- oder Cashewnüsse und Orangenschale zugegeben, mit Wasser geknetet. Man formt 7 cm große Stücke und schneidet sie so dünn wie möglich. Backt in viel Öl. Man kann auch Reismehl und Maismehl nehmen und Nüsse, Erdnüsse und Rosinen in kleinen Mengen zugeben.

228. Ohsawa Brot
Man mischt folgende Zutaten:
4 Teile Mehl, 2 Teile Maismehl, 2 Teile Kastanienmehl, 2 Teile Buchweizenmehl, gibt etwas Öl und einige Rosinen zu und knetet leicht mit Wasser. Eine Tortenform wird mit Öl bestrichen und mit wenig Teig gefüllt, mit Ei bestrichen und im Backofen gebacken. Für Kranke mischt man Weizenmehl, Maismehl, Hirsemehl und läßt das Kastanienmehl weg, auch die Rosinen. Erkaltet kann man das Brot schneiden und mit wenig Öl rösten. Weil es ohne Backpulver gebacken ist, ist das Brot nicht weich und leicht, aber es schmeckt sehr gut, wenn man richtig kaut.

229. Apfelkuchen
Geschnittene Äpfel werden wenig gesalzen und weich gekocht. Man bereitet einen Teig,legt eine Form aus und füllt mit den Äpfeln und backt. Siehe Kuchenteig.

230. Gebackene Äpfel Nr. 1

Man entfernt aus mittelgroßen Äpfeln das Kernhaus sorgfältig, damit sie nicht durchbrechen. Die Äpfel werden mit Tahin und etwas Salz gefüllt und im Backofen gebakken.

231. Gebackene Äpfel Nr. 2

Man bereitet einen Kuchenteig und rollt ihn dünn aus schneidet ihn groß genug, damit ein Apfel darin eingewickelt werden kann. Die Äpfel werden wie oben vorbereitet, auf die Teigstücke gelegt, eingewickelt, oben zusammengedrückt und mit Eigelb bestrichen und gebacken. Man kann auch Teigstreifen schneiden und damit verzieren. Sind die Äpfel zu groß, kann man sie vierteln, ganze schmecken aber besser.

232. Chausson

Kuchenteig wird dünn ausgewellt, in runde Stücke - 10 cm Durchmesser - geschnitten und zur Hälfte zusammengelegt, mit Apfelbrei gefüllt, mit Eigelb bestrichen gebacken.

233. Rosinenkuchen

Kuchenteig wird dünn ausgewellt, runde Stücke ungefähr 5 cm im Durchmesser geschnitten. Man füllt mit wenig Rosinen, drückt mit dem Daumen und dann den beiden ersten Fingern den Teig zusammen, bestreicht ihn mit Eigelb und backt. Man kann auch mit Cashewnüssen füllen.

Abart 1

Man wickelt eine Lage dünn ausgerollten Teig um ein daumendickes Holz, backt in viel Öl und zieht das Holz heraus, wenn abgekühlt, mit Apfelbrei, Kastanienbrei oder Kürbisbrei füllen.

Abart 2

Man schneidet Teigstreifen, ungefähr 4 cm breit und 10 cm lang, wickelt sie um kegelförmige Hölzer, die an einem Ende ungefähr 5 cm und am anderen Ende bleistiftdick sind und backt sie. Erkaltet nimmt man die Hölzer heraus und füllt mit Marmelade und Brei wie oben.

234. Crackers

Mehl wird mit Salz, Öl und Wasser geknetet, ausgerollt und in 5 cm Vierecke geschnitten, mit Eßstäbchen gestochen und gebacken. Crackers kann man aus Buchweizen-, Hafer- oder Maismehl bereiten. Für Bisquits macht man den Teig etwas dicker. Nach Geschmack würzen.

235. Halawah

1 Tasse grobes Weizenmehl, 2 Eßlöffel Rosinen, 2 Teelöffel Zimt, 1 Apfel. - Das Mehl wird in 4 Eßlöffel Öl gebräunt, die Rosinen und der geschnittene Apfel zugegeben und mit 4 mal so viel Wasser, 1 Teelöffel Salz bei wenig Hitze gekocht. Wenn eingedickt, Zimt zugeben. Man macht eine Backform naß, belegt den Boden mit etwas feingeschnittener Petersilie und gießt die Mischung darüber. Läßt erkalten, stürzt auf eine Platte und serviert. Man kann im Wechsel mit obiger Mischung auch Kastanienmehl- oder zerdrückte gekochte Kastanien- oder Kürbislagen nehmen.

236. Semoule (grobes Weizenmehl)

Es kann als Grundnahrung mit grobem, in wenig Öl gebräunten Hafermehl dienen. Doch muß es in diesem Fall Vollmehl sein.

237. Sandwiches

Nituké verschiedener Art, Kürbiscreme, Kastaniencreme, Apfelmarmelade, usw. wird zwischen dünne Brotscheiben gefüllt und schöne Sandwiches daraus geschnitten. Für Kranke sind Sandwiches aus Ohsawabrot, zu dem man nur Weizen genommen hat, dick gebacken und dünn geschnitten mit Gemüse gefüllt, am besten. Chapati und Pfannkuchen kann man auch zu Sandwiches verwenden.

238. Canapé

Man streicht verschiedenerlei Gerichte auf dünne Brotquadrate und backt sie kurz.

Kapitel 9

Yin und Yang

Yin und Yang sind antagonistische, aber sich ergänzende Kräfte. Nach meiner Erfahrung ist das für die meisten Menschen aus dem Westen unbegreiflich.

Deshalb habe ich in diesem Führer die Theorie vereinfacht. Man soll nur einige Zeit lang meine Anweisungen befolgen, wie Professor Herrigel *) das bei Meister AWA tat. Es ist lange nicht so schwierig wie fasten. Man kann so viel essen, wie man will, wenn man nur gut kaut.

Sie haben das Recht, Gesundheit und Glück zu erstreben. Sie müssen es für sich selbst und durch sich selbst tun, unabhängig von anderen, wie es wilde Tiere auch tun.

Hier ist ein kurzer Überblick der Yin-Yang Theorie.

Nach unserer Philosophie gibt es nur Yin und Yang in dieser Welt. Physikalisch gesprochen CENTRIFUGAL KRAFT und CENTRIPETAL KRAFT! Die Centripetalkraft zieht zusammen und erzeugt Schall, Festigkeit, Hitze und Licht. Die Centrifugalkraft dehnt aus und erzeugt Stille, Ruhe, Kälte und Dunkelheit. Folgende physikalische Phänomena sind die Resultate dieser beiden fundamentalen Kräfte.

	Yin	Yang
Bewegung	Ausdehnung	Zusammenziehung
Position	außen	innen
Struktur	Raum	Zeit
Richtung	aufsteigend	absteigend
Farbe	Purpur	rot
Temperatur	kalt	heiß
Gewicht	leicht	schwer
Faktor	Wasser	Feuer
Atomar	Elektron	Proton
Element	K (Potassium)	Na (Sodium)
	(KN +8)	(K3)
	(O, P, Ca, N)	(H, As, C, LNa)
	ETN	nur Mg

Bemerkung: Siehe Herrigel » Zen in der Kunst des Bogenschießens «

Biologisch und physiologisch

	Yin	Yang
Biologisch	Pflanzen	Tiere
Ackerbaulich	Gemüse	Getreide
Geschlecht	weiblich	männlich
Nerven	Sympatikus	Parasympatikus
Geburt	kalte Jahreszeit	heiße Jahreszeit
Bewegung	weibisch, zart	mannhaft, kräftig
Geschmack	scharf (Curry) sauer-süß	salzig, bitter
Vitamine	C	D, K

Bio-ecologisch

	Yin	Yang
Land der Herkunft	tropisch	kalt
Jahreszeit	Sommer	Winter

+++++++++

Was sollen wir essen ?
Ist es gut oder schlecht, ein Vegetarier oder Früchteesser zu sein?

Studieren Sie das später. Denken, denken, denken Sie - nur durch Denken gelangt man zum VERSTEHEN, zu Gesundheit und Glück. Richtiges Denken ist Yin und Yang Denken. Yin-Yang Denken ist der Schlüssel zum Reich des Himmels. Für den, der Yin und Yang kennt und in Einklang, in Gleichgewicht bringt, ist das Universum und das Leben die größte Universität, die noch dazu völlig kostenfrei ist. Wer nichts von Yin und Yang weiß, für den ist das Leben die Hölle.

Makrobiotische Tabelle der Nahrungsmittel

(In der Reihenfolge von **Yin** ▽ zu **Yang** △)
(Die Werte gelten nur innerhalb der einzelnen)
(Gruppen und nicht im Vergleich der Gruppen)
(untereinander.)

Getreide

▽ Roggen
Gerste
Mais
Hirse
Weizen
Hafer
△ Vollreis
△△ Buchweizen

Gemüse

▽▽▽ Tomate
Aubergine
Kartoffel
Piment
Gurke
Spargel
Artischocke
Pilze
▽▽ große Bohnen
grüne Bohnen
grüne Erbsen
Sellerie
Runkelrübe
▽ Rotkohl
rote Beete
Weißkohl
Linsen
Erbsen
Bohnen

Gemüse (Fortsetzung)

▽ Blumenkohl
Spinat
△ Lattich
Huflattich
Kopfsalat
Endivie
Grünkohl
Rettich
Radieschen
krauser Chicoré
weiße lange Rübe
Löwenzahn
Porree
Knoblauch
Zwiebel
Petersilie
Kerbel
△△ Kichererbse
Karotten, Wurzeln
Schwarzwurzel
Löwenzahnwurzel
△△△ geröstete Kürbiskerne

Früchte

▽▽▽ Ananas
Mango
Pampelmuse
Apfelsine
Banane
Zitrone
Feige
Birne
Melone
Weintraube
▽▽ Pfirsich
Mandel
Erdnuß
Backobst
Olive
Haselnuß
▽ Walnuß
△ Kirsche
Erdbeere
Marone(Kastanie)
△△ Apfel

Fische

▽ Auster
Aal
Karpfen
Heilbutt
Forelle
Seezunge
△ Salm, Lachs
Garnele
Krebse
Krabben
Hummer
Hering
Sardine
Schnäpel
Renke
Felchen
Maräne
△△ Kaviar

Milchprodukte

▽▽▽ Yoghurt
Rahm, süß u. sauer
Sahne
Sahne Käse
▽▽ Margarine, tierisch
Butter
Milch
▽ Camembert
holl. Käse
schweiz. Käse
△ Roquefort
△△ Ziegenmilch

Fleisch

▽▽ Schnecken
Frösche
Pferdefleisch
Schweinefleisch
Kaninchen, zahm
▽ Mastküken
Hase
Kaninchen, wild
△ Taube
Rindfleisch, mager
Ente
Truthahn
Huhn (nicht Mast)
△△ Ei, befruchtet
△△△ Fasan

Getränke

▽▽▽ Bohnenkaffee
Schokolade
Tee mit Farbstoff
Fruchtsäfte
gezuckerte Getränke
Sekt
▽▽ Wein
Bier
▽ Mineralwasser
Soda
Quellwasser
Kräutertee
Zichorie
△ Malzkaffee
Bancha (ungefärbter jap. Tee)
△ Löwenzahnkaffee

Verschiedenes

▽▽▽ Kunsthonig
Fett
▽▽ Kokosöl
Erdnußöl
Olivenöl
▽ Pflanzenmargarine
Sonnenblumenöl
Sesamöl
△ "Egoma"-Öl

Geschmäcke

▽▽ scharf (Paprika (Ingwer (Curry

sauer (Senf (Essig

▽ süß (Bienenhonig (Sirup

△ salzig

△△ bitter (Wermuth (Löwenzahn

ZUCKER-insbesondere weißer-ist vollkommen abzulehnen, da extrem Yin !!!

Bemerkungen:

Alle diese Nahrungsmittel und Getränke müssen naturrein sein, niemals künstlich oder von der Industrie hergestellt. Hüten Sie sich vor chemisch gedüngten Gemüsen, auch vor Hühnern, Truthähnen, Enten, usw., die mit chemischem Futter gefüttert sind.

Yin-Yang ändert sich auch nach der Jahreszeit, dem Klima des Herkunftslandes.

Selbst Wasser und Salz kann man heute schwer in seiner natürlichen Form bekommen - sogar die Luft. Aber, wenn unsere Konstitution erst einmal wieder in Ordnung ist, können wir derartigen Giften gut Widerstand leisten.

Yin-Yang kann sehr verändert werden durch die Zubereitung (auch durch die Art zu essen). Hier ist die Wichtigkeit der Zubereitung und der Tischsitten erklärt. Im alten Japan wurde z. B. das Essen und Trinken als die wichtigste Zeremonie, die Erschaffung des Lebens und des Denkens, angesehen. Man muß einen Einblick haben in die tiefe Bedeutung der Erfindung des Feuers, die den Menschen vom Tier geschieden hat.

SPEISEFOLGE FÜR EINE WOCHE

Frühstück	Mittagessen	Abendessen
Reiscreme	Ganzer Reis oder Brot Nituké (Karotten, Rettich)	Chapati (russ. Suppe)
Weizencreme	Kasha Nituké (Wasserkresse)	Kitune (Buchweizenmakkaroni)
Buchweizencreme	Reis Gomoku	Polentasuppe
Reiscreme	ganzer Reis, Misoni (Karotten, Zwiebeln)	Suppe Jardinier Ohsawa Brot
Brot mit Miso und Yannoh	ganzer Reis, Tempura mit Shoyu	Mori (Buchweizen)
Haferflockencreme	Gebackener Reis Nituké (Karotten)	Kürbissuppe Brot
	gebackener Buchweizen, Brot, Ohsawa Kaffee)	ganzer Reis Oden

Das ist ein Speisezettel für sieben Tage, einer von hundert anderen.

Alle Nahrung kann mit Goma-Sio und Shoyu (japanischer Sauce) gegessen werden.

"Syo-ban" wird vor und nach jeder Mahlzeit empfohlen.
"Tee Mu" ebenfalls für alle, die sich so schnell wie möglich yangisieren möchten, zur Mahlzeit oder zum 5-Uhr-Tee zwischen den Mahlzeiten.
"Shoyu", "Miso", "Tekka", "Miso-Creme", usw. sollten anstelle von Butter oder Käse jeden Tag gegessen werden.

Kapitel 10

Makrobiotische Ratschläge für verschiedene Krankheitsanzeichen

Was wir bei verschiedenen Krankheitssymptomen anwenden können:

Sie haben sich schon -nachdem Sie Yin-Yang studiert haben- einen der 10 Wege zu essen ausgesucht, um Ihre Gesundheit und ihr Glück wieder herzustellen. Der 7. Weg ist der leichteste und der direkteste. In diesem Falle sind keine besonderen Ratschläge notwendig. Sie können jede der in der "Makrobiotischen Küche" angeführten Nahrungsmittel und Getränke zu sich nehmen, wenn sich Ihre Gesundheit gebessert hat. Möchten Sie aber die Besserung beschleunigen, während der ersten grundlegenden Makrobiotischen Diät, lesen Sie folgende Ratschläge und finden Sie selbst heraus, was Ihnen am besten hilft!

Allgemeine Ratschläge

Bei Fieber: Kuzu (184), Ume-Syo-Kuzu (192), Reissuppe (23), Vollreiscreme (193). - Äußerlich: Chlorophyll-Pflaster (251), Tofu (241), Soyabohnen (249) oder Karpfen (250).

Bei Entzündungen: - Äußerlich: Arbipflaster (240), Karpfen (250), Tofu (241) oder Chlorophyll-Pflaster (251) nach Ingwerumschlag (239).

Bei Durchfall und Ruhr: Kuzu (184), Ume-Syo-Kuzu (192). - Äußerlich: Ingwerumschlag (239) oder Konnyaku (248), Ingwersitzbad (246).

Bei Erkältungen: Kuzu (184), Ume-Syo-Kuzu (192), Reiscreme (193).

Bei Husten (Keuchhusten eingeschlossen): Kohren (183), Lotustee (185). Äußerlich: Ingwerumschlag (239), Arbipflaster (240)

Schwellungen: Rettich (Daikon)-Suppe (188 Nr. 2), Adukisuppe (186).

Ekzeme oder Wunden: Genaue Befolgung der Diät Nr. 7, so wenig wie möglich trinken, sonst nichts.

Paralyse: Genaue Einhaltung der Diät Nr.7, so wenig wie möglich trinken. Nituké besonders Wasserkresse (57), Löwenzahn (104) und Azemi (Distel) sind sehr wirksam.

Anämie und allgemeine Schwäche: Genaue Einhaltung der Diät Nr. 7 mit Tekka (157), wenig trinken.

Parasiten und Ruhr: Yomogi Getränk (174), roher Vollreis (Eine Hand voll an Stelle von Frühstück), genaue Einhaltung der Diät Nr. 7 mit Goma-Sio (50), Umbosi (51). Eine Hand voll Kürbiskerne , Hokkaido (49).

Es gibt so viele Krankheiten, und es ist selbst für einen Arzt, der mit vielen modernen Hilfsmitteln, deren Zahl täglich noch wächst, versehen ist, schwer, sie zu diagnotisieren.

Aber in Wirklichkeit ist jede Krankheit von einer oder der anderen dieser Symptome begleitet, oft auch von mehreren. Halten Sie nun einen dieser Wege der Makrobiotik, zu essen und zu trinken, ein, wie Nr. 5 oder 6, können Sie nach den obigen Ratschlägen, selbst für sich sorgen und auch die folgenden symtomatischen Ratschläge befolgen.

Makrobiotische äußerliche Behandlung

239. Ingwerumschlag

1 gehäufter Teelöffel getrocknetes Ingwerpulver wird in einem Leinensäckchen (2-4 l Wasser) gekocht. Ein, in diesem gelben, heißen Wasser (so heiß wie möglich) ausgewundenes Handtuch wird auf jeden schmerzenden Teil gelegt, darüber ein dickes Badetuch. (Wenn man die Haut mit einem Nylontuch und das Handtuch mit einem anderen Nylontuch bedeckt, bleibt das Handtuch länger heiß). Man wechselt das Handtuch während 15 Minuten 3-4 mal.

240. Arbi Pflaster (Sato-Imo)

Arbi ist ein indischer Name, in Amerika wird er Yuka, in Japan Sato-Imo, in Afrika Taro genannt. Roher Arbi wird sorgfältig zerstoßen. Man gibt dieselbe Menge Weizenmehl, und wenn zu flüssig, 10% rohen Ingwer zu, streicht dieses Pflaster auf Papier oder Nylon. Das Pflaster muß 11/2 cm dick sein. Man bedeckt den schmerzenden Teil vollkommen mit diesem Pflaster. Man kann nun für mehrere Stunden ein Nylontuch darüber decken. Das wird nach dem Ingwerumschlag 4 oder 5 mal am Tag wiederholt.

241. Tofupflaster

Man preßt Tofu (weißen Soyabohnenkäse) aus und gibt 10% Mehl zu. Streicht diesen Brei auf jeden schmerzenden, von der Entzündung befallenen Teil. Jedes Fieber, Schmerz oder Entzündung wird bald besser werden.

242. Sesam und Ingwer

1 Löffel Sesamöl und 1 Löffel Ingwersaft werden gut vermischt. Gut bei jeder Art von Kopfschmerzen, auch bei Haarausfall und Schuppen.

243. Reines Sesamöl

Man filtert Sesamöl durch Leinen oder Gaze und bringt einen Tropfen vor dem Schlafengehen an das Auge. (Manchmal etwas schmerzhaft). Sehr gut bei allen Augenkrankheiten.

244. Sitzbad Nr. 1

2-3 Hiba (oder Hosina, siehe getrocknete Blätter) von 2 - 3 weißen japanischen Rettichen werden mit 4 l Wasser und 1 Hand voll Salz gekocht. Der Körper wird warm zugedeckt. Von Zeit zu Zeit gibt man heißes Hibawasser zu, um das Wasser heiß zu halten. Das ist ein Chlorophyllbad. Nach dem Bad - 15-20 Minuten bevor man schlafen geht - trinkt man 1 Tasse Syo-ban, sehr gut bei allen Erkrankungen der weiblichen Geschlechtsorgane, wie Leukorrhea oder Krankheiten des Uterus und der Eierstöcke.

245. Sitzbad Nr. 2

Man macht das obige Bad ohne Hiba nur mit Salz.

246. Ingwer Sitzbad

1 Pfund Ingwer wird zerstoßen, in einen Leinensack getan und mit 9 l Wasser gekocht. Sehr gut bei heftiger Ruhr, wenn nicht so heftig, nimmt man nur die halbe Menge. Man windet ein Handtuch darin aus und legt diese heiße Kompresse auf den Unterleib.

247. Salzumschlag

2-3 Pfund Salz werden erhitzt und in einen Leinensack getan, damit macht man einen Umschlag auf die schmerzende Stelle des Körpers.

248. Konnyaku Umschlag

2-3 Pfund Konnyaku werden gekocht und in 2 Handtüchern auf den schmerzenden Körperteil gebracht.

249. Soyabohnen Pflaster

Man weicht 1 Tasse Soyabohnen über Nacht in Wasser ein (5 Teile Wasser). Zerstößt und gibt ein wenig Mehl zu. Bei Fieber oder jeder anderen Entzündung wird es auf die Stirn gelegt. Es nimmt wunderbar Fieber.

250. Karpfenpflaster

Von 1 Pfund Karpfen schneidet man den Kopf ab und fängt das Blut in 1 Tasse auf. Der an akuter Pneumonia leidende Kranke soll es vor dem Gerinnen trinken. Der Rest wird vollkommen zerstoßen und auf die Brust gelegt. Alle 30 Minuten mißt man die Temperatur, wenn sie nach 5-6 Stunden normal ist, nimmt man das Pflaster ab. Viele sind so geheilt worden, nachdem sie alle Antibiotika vergebens versucht hatten.

251. Chorophyllpflaster

Wasserkresse, Spinat und große Blätter aller Pflanzen werden zerstoßen. Man legt dieses grüne Pflaster auf die Stirn, um das Fieber herabzumindern.

252. Teeumschlag

Bancha wird geröstet und 5% Salz zugegeben. Mit diesem verdünnten Tee macht man einen Umschlag auf das Auge, drei mal am Tag, gut bei allen Augenkrankheiten.

253. Dentie

Auberginen werden eingesalzen, getrocknet und zu Asche verbrannt. Man benutzt diese als Zahnpasta. Man legt sie auf schmerzende Zähne, der Schmerz verschwindet sofort. Wenn man an Eiterfluß (Pyorrhea) leidet, bürstet man die Zähne und bringt das Dentie auf das Zahnfleisch (nur außen), jeden Abend, bevor man zu Bett geht. (Dentie kann man in unseren makrobiotischen Zentren erhalten).

254. Reispflaster

Roher Vollreis wird mit wenig Wasser zerstoßen und direkt auf die schmerzende Wunde gelegt.

Kapitel 11

Besondere diätetische Ratschläge

Man soll nicht vergessen, daß die folgenden symptomatischen spezifizierten Ratschläge nicht notwendig sind, wenn man Nr. 7 "DER 10 WEGE DES ESSENS UND TRINKENS" befolgt, oder wenn der Fall nicht sehr kritisch ist. Man kann seine Besserung schon verwirklichen durch Einhaltung des makrobiotischen Weges Nr. 7 oder Nr. 6 ohne irgend eine Hilfe oder ein Hilfsmittel -durch "BETEN UND FASTEN", wie es geschrieben steht in all den großen Religionsbüchern. Kann man seine Besserung nicht erreichen, dann heißt das, daß man die wirkliche Bedeutung von "Beten und Fasten" nicht kennt! Oder man hat den "GLAUBEN" an Gott, den Schöpfer des unendlichen Alls verloren. Das heißt, man hat einen falschen "Glauben" an etwas, das vorgibt, ein Ersatz für Gott zu sein, wie die sogenannte "Schöpfer-Wissenschaft" oder einige neue Religionen, Mystizismus, Spiritismus, Sozialreformen oder Aberglauben.

Wirkliches 'Beten' ist kein "Betteln", es ist tiefe immer währende Meditation über den Aufbau des unendlichen Alls, des Himmelreichs und seiner Gerechtigkeit. Wirkliches 'Fasten' ist kein Enthalten von Essen und Trinken, im Gegenteil, es ist striktes und absolutes Festhalten an allem, was unbedingt notwendig zum Leben ist und an nichts sonst. Man kann sich des Wassers, des Lichtes und der Luft nicht enthalten. Diese drei ergeben das Getreide, das die wirkliche Grundlage unseres Seins und der Menschheit ist. Körnerfrüchte, Feuer und Salz unterscheiden den Menschen, seine Zivilisation, seine Kultur vom Tier. Zuerst vor allem muß man diese Tatsache wissen, sie ist die biologische Basis und physiologische Grundlage des Menschen. Man hat es vergessen. Wir sind weit gekommen, indem wir unsere Mutter, den Ursprung des Lebens, aufgegeben haben und nur noch sinnliche Vergnügen und komplizierte Wege des Lebens suchen, die die Ursache aller Schwierigkeiten und des Unglücks sind.

Geben Sie alles auf, was nicht unbedingt zum Leben notwendig ist, wenigstens für eine oder zwei Wochen. Sie werden einen Schimmer von der Freiheit, des Glücks und der Gerechtigkeit bekommen. Sie werden verstehen lernen, daß alle, die makrobiotisch leben, vollkommen immun gegen Krankheiten sind.

Die Entscheidung liegt bei Ihnen !

Luftkrankheit: Trinken Sie vor dem Flug so wenig wie möglich. Nehmen Sie während des Fliegens etwas Goma-Sio in den Mund. Essen Sie vor allem keinen Zucker oder Süßigkeiten. Keinen Alkohol. Das selbe gilt für Seekrankheit usw.. Wenn Sie unsere Richtlinien einen oder zwei Monate einhalten, werden Sie niemals krank, auch nicht luftkrank, auch keine Morgenmüdigkeit haben.

Schlaganfall: Diese Krankheit werden Sie niemals haben, wenn Sie makrobiotisch leben. Die beste Nahrung für diejenigen, die davon befallen werden, ist Nr. 7

Blinddarmentzündung: Kein makrobiotisch lebender Mensch kann ein Opfer dieser Krankheit werden. Die beste Diät dafür ist Nr. 7 oder 6. Die beste Behandlung Arbipflaster (240) nach Ingwerumschlag (239).

Arthritis: Sehr leicht zu heilen, wie alle anderen so genannten "unheilbaren" Krankheiten. Nr. 7 sehr strikt einhalten, Behandlung Nr. 239 und Nr. 240 anwenden.

Verbrennungen: Nr. 7 einhalten, kein Wasser während einiger Tage trinken, Sesamöl anwenden, auch Umboshi ist sehr nützlich.

Basedowsche Krankheit: Sehr leicht zu heilen nach Nr. 7 und mit Goma-Sio.

Krebs: Das ist eine sehr interessante Krankheit. Sie ist mit Herzkrankheiten und Geisteskrankheiten eine der drei zerstörenden Krankheiten unserer Zeit und ein Beispiel der Wirkungslosigkeit der modernen symptomatischen Medizin. Mangel an Verständnis des Aufbaus des unendlichen Alls und seiner Ordnung macht es der modernen Medizin unmöglich, eine unbedeutende Krankheit wie Warzen zu heilen oder selbst ihr Vorkommen zu verhüten. Jede symptomatische medizinische Behandlung ist analytisch und in Folge dessen verboten, negativ und zerstörend. Zum Beispiel versucht sie, das Fieber herabzudrücken, ohne den Ursprung und den Mechanismus des Fiebers zu kennen. Sie gebraucht Alkalien gegen Sodbrennen (zu viel Säure), es könnte sehr leicht geheilt werden, indem man vermeidet, Säure erzeugende Nahrung zu essen; sie gebraucht Antibiotika gegen alle Krankheiten, die durch Mikroben entstehen, ohne alles auszumerzen, was Mikroben erzeugt oder der Erzeugung von Mikroben hilft; und endlich zerstört sie die leidenden Organe durch Operation, ohne die wirkliche Ursache der Krankheit, die im menschlichen falschen Urteilsvermögen bezüglich seiner Nahrung, zu ändern. Krebs, wie auch Herzkrankheiten und Geisteskrankheiten, sind das einfache Ergebnis der mit dem Tode endigenden symptomatischen Medizin, die den Lebensvorgang selbst nicht versteht. Krebs ist die Krankheit, die am meisten Yin ist.

Sogenannte "unheilbare" Krankheiten befallen diejenigen, die durch Geburt eine gute Konstitution oder - durch symptomatische Behandlung erzeugte - Widerstandskraft haben.

Nichts ist leichter zu heilen als Krebs und diese anderen Krankheiten. Man muß nur zu der elementarsten Eß- und Trinkweise Nr. 7 zurückkehren. Wenn man kein Vertrauen zur Lehre Christi: "Beten und Fasten" hat, versucht man Nr. 239 und 240.

Grauer Star: Die Ursache ist zuviel Zucker und Vitamin C während langer Zeit. Man nimmt Diät Nr. 7 mit Goma-Sio.

Blutwallungen behandelt man nach Nr. 239 und 240.

Verstopfung: Beide sind verursacht durch zu viel Essen und Trinken von Yin Elementen wie Zucker, Vitamin C, Salat, Früchte, Kartoffeln, Auberginen, Tomaten (siehe Liste der Nahrungsmittel). Lassen Sie diese weg, und sie werden geheilt sein, wie wenn Sie von einem Albtraum erwachen. Sind Sie in wenigen Tagen, wenn Sie nach Nr. 7 gegessen haben, nicht geheilt, dann ist Ihr Fall sehr schwierig. Ihre Eingeweide, die Wurzeln Ihres Lebens sind vollkommen gelähmt.

Sie haben alle Elastizität verloren. Warten Sie einige Tage, wenn nicht Wochen, ohne sich über die Verstopfung Sorgen zu machen. Seien Sie nicht besorgt, so lange Sie einen After haben und essen. Was einen Anfang hat, hat auch ein Ende. Natürliche Ausscheidung wird früher oder später stattfinden, sobald Ihre Gedärme ihre ursprüngliche Elastizität wieder gewonnen haben. Es bildet sich keine giftige Gärung in Ihrem Darm, wenn Sie natürlich, makrobiotische Nahrung zu sich nehmen.

Husten einschl. Keuchhusten, Tuberkulose, Asthmahusten: Folgen Sie Nr. 7 mit wenig Goma-Sio. Jeder Husten kann gestoppt werden, selbst 20 Jahre alter Asthmahusten. Siehe 183, 181, auch allgemeine Richtlinien.

Durchfall bei Kindern: Die Ursache ist zuviel Vitamin C oder zuviel Früchte. Besondere Diät Nr. 7, Behandlung 184, 192, 239, 246.

Krämpfe: Ursache: zuviel Yin-Nahrung oder Getränke, besonders Früchte und Süßigkeiten. Sie befallen zuerst die Beine, die am meisten Yang sind, und die natürlich durch zuviel Yin geschwächt sein können. Wenn sie das Herz angreifen, ist es verhängnisvoll. Alle Symptome und Leiden sind telefonische Warnzeichen von Gott gegeben. Wenn Sie aber diese Warnzeichen zerstören, indem Sie eine symptomatische Behandlung oder schmerzstillende Tabletten anwenden, zerstören Sie dieses "Telefon".

Kopfschuppen (siehe Haarausfall): das ist der erste Schritt zu seelischen Erkrankungen.

Diabetes (Zuckerkrankheit): Ursache: ebenfalls zu viel Yin-Nahrung und Getränke. Kein Arzt kann Diabetes heilen, auch nicht nach der Entdeckung von Insulin, vor 30 Jahren. Die Zahl der Diabetiker nimmt täglich zu. Es gibt Millionen von Kranken. Das rückt die Grenzen der sogenannten wissenschaftlichen symptomatischen Arznei in das rechte Licht. Warum geht man im Land der Christenheit nicht zurück zur Medizin in Christi? Diese Krankheit kann in oder innerhalb von 10 Tagen geheilt werden, wenn man die Bedeutung von "Beten und Fasten", den Aufbau des unendlichen Universums wirklich versteht, und wenn man einen starken Willen hat. Andererseits wird man die Ärzte ernähren und die pharmazeutische Industrie, so lange man lebt. Man hat nicht nötig nach dem Tode in die Hölle zu kommen, man ist bereits schon darin. Der beste Weg, diese Krankheit zu heilen, ist natürlich Nr. 7 mit 100 gr. Potimarron (Kürbis, der aus Hokkaido, Japan, kommt) mit 50 gr. Aduki (rote kleine Erbsen, die von dem selben Ort kommen) täglich gekocht. Beide kann man in Amerika und Kanada anpflanzen. Ich habe sie mit Erfolg in Belgien angepflanzt.

Potimarron und Aduki sind reich an Kohlehydraten oder Glucose - von Ärzten für Diabetiker verboten. Aber Reis, Potimarron und Aduki können Diabetes vollkommen und leicht heilen. Kohlehydrate werden in unserem Körper in Zucker umgewandelt. Die symptomatische Medizin verbietet sie aus Furcht, die Krankheit zu verschlimmern. Wenn Diabetes geheilt wird mit einer Diät ohne Kohlehydrate, ist es keine echte Heilung. Es ist ein negativer Zustand, wie wenn der Kranke oder die Krankheit sich im Gefängnis befände, was einer Vergewaltigung gleich kommt. In solchem Fall ist die Krankheit verkapselt.

Furcht beherrscht die symptomatische Medizin und Furcht hat seinen Ursprung in der Unwissenheit vom Bau des unendlichen Alls, Gottes. Warum gibt es solche Unwissenheit in diesem großen zivilisierten Land?

Ablösung der Netzhaut: Befolgen Sie Diät Nr.7, nehmen Sie während einiger Tage keine Flüssigkeit. Der Arzt, und Sie selbst, werden überrascht sein von dieser natürlichen Heilung. Man muß den Mechanismus dieser außerordentlich einfachen Heilung selbst herausfinden, wenn man ein fröhliches, glückliches und interessantes Leben führen will. Man wird überrascht sein, wenn man begreift, warum die symptomatische Medizin solch einen einfachen Mechanismus nicht heilen konnte.

Durchfall, Ruhr: Trinken Sie kein Wasser. Wenden Sie 239, 240 auf dem Unterleib an oder Sitzbad 246. Trinken Sie eine Tasse 184 oder 192.

Ekzeme: Es ist keine symptomatische Behandlung notwendig, man befolgt nur sehr sorgfältig Nr. 7 und trinkt so wenig, wie möglich. Alle Ekzeme kommen von Erkrankungen der Nieren.

Epilepsie: Kein Arzt, der die Symptome beseitigt, kann diese Krankheit heilen, während Jesus sie so leicht mit "Beten und Fasten" heilte. Meine Frau hat diese "unheilbare" Krankheit oft innerhalb 3 Tagen geheilt. Der leichteste und schnellste Weg ist Nr. 7, keine Flüssigkeit während einiger Tage.

Haarausfall, Schuppen, Kahlkopf: Ursache: Zu viel Yin (Vitamin C, Zucker, Früchte, Salat, alles reich an Kalium, oder Phosphor, zuviel Wasser.) Man hört damit auf, und die Krankheit wird ohne jegliche Behandlung geheilt werden. Nach vollkommener Heilung kann man ein interessantes Experiment machen. Man ißt von dieser Yin-Nahrung (eine Birne, Aubergine, Tomate, Essig oder Honig) bevor man zu Bett geht. Man wird erstaunt sein, 10mal so viel Haare liegen auf dem Kissen oder sind im Kamm als am Tag zuvor. Alle Kosmetik, Haarfärbemittel, Lotionen, Plastikkämme und Bürsten sind sehr Yin.

Angst: wie bei Epilepsie.

Glaucoma (grüner Star): Ursache: zuviel Yin besonders Fette und alkoholische Getränke. Man nimmt Diät Nr. 7 und trinkt so wenig wie möglich.

Gonorrhea: Wer makrobiotisch lebt, kann diese Krankheit so wenig wie irgend eine andere Geschlechtskrankheit bekommen. Davon befallen, nimmt man Nr. 7 und Goma-Sio soviel wie möglich während zwei Wochen. Alle Yang-Getränke kann man trinken: 169, 172, 173, 174, 180, 181, 182, 191, 192, usw.

Kopfschmerzen: Kopfweh ist eine Warnung vor beginnender Hirnblutung. Seine Ursache ist Nahrung, die reich an Yin-Elementen ist (wie oben erwähnt). Nimmt man Arzneimittel (z. B. Aspirin), um die Schmerzen zu töten, ist das Selbstmord, man geht der Krankheit aus dem Weg, indem man das Nervensystem, seine Selbstverteidigung lähmt. Jeder Kopfschmerz ist ein Warnungszeichen, das zu viel Säure anzeigt, und Aspirin ist eine sehr starke Säure (wie alle Vitamine). Kopfweh ist ein Signal, daß Gefahr dem Hauptquartier Ihres Lebens droht. Nehmen Sie einen kleinen Löffel Goma-Sio. Folgende makrobiotische Getränke sind auch sehr gut: 172, 173, 179, 177, 184, 192, 193, usw.

Herzkrankheiten: Die amerikanische Sterblichkeitsziffer der Herzkranken ist die höchste in der Welt, und die westliche Medizin bietet weder eine Verhütung noch Heilung. Millionen werden für Forschungen ausgegeben. Nach unserer philosophischen, kosmologischen, dialektischen, makrobiotischen Medizin, die 5000 Jahre alt ist, werden die vielfachen Faktoren der Herzkrankheiten in einer einfachen Kategorie klassifiziert: Yin. Das Herz ist eines der Organe in unserem Körper, das am meisten Yang ist, folglich ist sein größter Feind Yin.

Ich müßte ein dickes Buch schreiben, wenn ich den Mechanismus des Herzens und die Heilmethoden der Herz-Krankheiten erklären sollte. Es ist ein sehr interessantes Thema, aber ich habe keine Zeit. Sie müssen es selbst tun. Folgen Sie den Richtlinien der Diät Nr. 7, wenn Sie Eile haben. Später können Sie meine Veröffentlichungen lesen.

Sie können Ransyo (189) einen oder zwei oder drei Tage versuchen, wenn Ihr Fall sehr schwer ist. Sie werden über die Besserung erstaunt sein.

Hämophilie (Bluterkrankheit): Das ist eine außerordentliche Yin-Krankheit, verursacht durch zu viel Yin, wie Vitamin C, Obst, Salat. Man nimmt Diät Nr. 7 mit so viel Goma-Sio wie möglich.

Hoher und niederer Blutdruck: siehe oben.

Hämorrhoiden: Man nimmt Diät Nr.7. Bei starken Schmerzen versucht man 239 und 240.

Hämorrhagie (siehe zuerst die 10 allgemeinen Richtlinien) Magen-, Darm-, Uterus- und auch Nasenbluten, blutendes Zahnfleisch und blutende Geschwüre. Alle Blutungen entstehen durch zu viel Yin. Sehr selten werden sie durch zu viel Yang verursacht. In diesem Fall hat man nichts zu tun. Man muß dafür sorgen, daß sie verschwinden.

Hernia (Bruch): Nr. 7 mit Sio-Kobu (131).

Influenza: Vollreiscreme, Kuzucreme (184), Ume-Syo-Kuzu (192). Bei starken Schmerzen Mu Tee (177), oder Haru (182). Siehe auch "Allgemeine Richtlinien". Selbstverständlich kann niemand, der makrobiotisch lebt, von dieser Krankheit befallen werden.

Impotenz: Das natürliche, mäßige normale sexuelle Verlangen ist instinktiv und ein Zeichen guter Gesundheit. Einmal in der Nacht für einen gesunden Mann und eine Frau bis zum 60. Jahr ist normal. Wer makrobiotisch lebt, kann selbst nach dem 80. Jahr noch daran Freude haben. Einer der berühmtesten buddhistischen Mönche (1415 - 1499) hatte ein dreijähriges Kind, als er mit 84 starb (er hatte 27 Kinder).

Nach der Statistik haben die Ärzte und Gastwirte in Japan ein kurzes Leben, hingegen ist den makrobiotisch lebenden Mönchen ein langes Leben beschieden. Es ist in der Tat lächerlich, daß diejenigen, die wohlschmeckende Nahrung bereiten, und die, die Sorge für unsere Gesundheit tragen, dem Geheimnis des Lebens fremd gegenüberstehen, ja sogar seine Feinde sind.

Hunger und sexuelles Verlangen sind die zwei durch den Instinkt gegebenen Hauptwünsche des Menschen. Ohne Hunger kann man kein frohes, glückliches Leben haben, und ohne sexuelles Verlangen könnte nicht einmal eine Tierart auf der Erde weiterleben. Der gesunde Mann ist aktiv und die gesunde Frau ist passiv im Geschlechtsleben, weil der Mann Yang, zentripetal, stark (bei krankhaften Übersteigerungen: gewalttätig, zerstörend, grausam) ist; die Frau ist Yin, passiv, zentrifugal und sanft (bei krankhafter Übersteigerung: schwach, negativ, exklusiv, antisozial, ausweichend). Also sind Mann und Frau antagonistisch und sich in ihrem Verhalten ergänzend, so daß sie gezwungen sind, täglich ein Nachlaufspiel zu spielen. Darum ist das Leben so amüsant, so interessant und so dramatisch. Ohne sexuelles Verlangen wäre das Leben eine Wüste.

Unglücklicherweise gibt es viele, die sich am Geschlechtsleben nicht freuen können. Sie sind asexual infolge ihrer Yin-Natur durch Geburt (Mutter falsche Ernährung), oder sie haben eine Yin-Natur erworben durch zu viel Yin-Nahrung (Zucker, Obst, von der Industrie hergestellte Getränke). Ein Mann muß Yang sein. Ist ein Mann Yin, ist er sehr unglücklich. Ist er zu Yang, wird er grausam, zerstörend, aber das macht nichts, er wird sehr jung und tragisch enden.

Frauen sind ihrer Natur nach Yin, wenn sie Yang werden durch zu viel Yang-Nahrung (tierische Produkte), werden sie unglücklich. Es gibt Frauen, die das männliche sexuelle Verlangen verabscheuen. Sie sind zu Yang. Sie haben zu viel Yang-Nahrung zu sich genommen, und sie sind selbst vermännlicht. Sie haben nicht den Wunsch von einem Mann geliebt zu werden, sie lieben im Gegenteil passive, weibliche Männer, die gehorsam, lenkbar und freundlich sind, oder sie werden homosexuell oder lieben Tiere. Ihr Leben ist unglücklich, denn sie verletzen das Grundprinzip des Lebens. Wenn bei dem anderen Extrem, Frauen zu Yin sind, um geliebt zu werden, d.h. daß sie sich fürchten, daß sie vor jeder Sexualität fliehen, werden sie ihr ganzes Leben lang traurig sein.

Männer, die zu Yin sind, sind viel unglücklicher, als die, die zu Yang sind. Frauen, die zu Yang sind, sind viel unglücklicher als die, die zu Yin sind. Wegen dieser Abnormalität in ihrer Persönlichkeit, können sie niemals ein glückliches Heim schaffen. Aber ein Mann, der zu Yin und eine Frau, die zu Yang ist, können weniger unglücklich sein, wenn sie einander finden, als wenn sie allein bleiben. Fast alles Unglück im Leben und in der Familie, die eine Einheit unseres sozialen Lebens ist, kommt aus sexuellen Schwierigkeiten, Impotenz und Mangel an Freude am sexuellen Leben oder durch zu viel krankhafte, sexuelle Aktivität zwischen Mann und Frau. Niemand kann glücklich und groß sein, wenn sein sexuelles Verlangen in seinem Familienleben nicht befriedigt wird. Manch ein berühmter Mann starb eines verzweifelten Todes, weil er ein krankes Weib hatte, z.B. Sokrates, Konfuzius und Tolstoi. Manche Yin-Männer wurden berühmt, weil sie von einer Yang-Geliebten geführt wurden, die ihrerseits einen zu Yin-Gatten hatte, wie Anatole France von Madame Caillavet und Nelson von Mrs. Hamilton.

Wo liegt die Ursache der Impotenz, der gefühlskalten Frau und der Mangel an freudigem, sexuellen Verlangen bei Männern?

Männer und Frauen werden von ihren sexuellen Hormonen beherrscht. Aber sie wissen nicht, wie man gesunde, sexuelle Wünsche durch richtige Nahrung beherrscht und schafft. Darum ist ihr Leben voll Bitterkeit und Schwierigkeiten. Sie können nur Blindekuh spielen. Mann und Frau wählen ihren Lebensgefährten, ohne zu wissen. wer unter so vielen der beste für sie ist. Ihre höchste Urteilskraft ist verschleiert und sie werden nur von ihrer niederen Urteilsfähigkeit, wie Sinnlichkeit, Sentimentalität, Wirtschaftlichkeit, Intellekt oder von der niedersten Urteilsfähigkeit, blinde körperliche Anziehung, geleitet. Wüßten sie um das All-Eine-Prinzip des unendlichen Alls, Yin-Yang, wären sie fähig, das Beste für sich selbst zu wählen, und wenn sie bei ihrer Wahl versagt hätten, würden sie die Konstitution ihres Partners durch Makrobiotik biologisch, physiologisch und folglich auch psychologisch ändern.

Die Philosophie des Orients, die alle Wissenschaften und alle Techniken beherrscht, gestattet nicht, daß Knaben und Mädchen nach dem 7. Jahr in dem gleichen Raum spielen oder lernen. Das ist eine sehr geschickte biologische und physiologische Methode, die Yang-Natur der Knaben und die Yin-Natur der Mädchen zu stärken. Alle Kinder lernen die Yin-Yang-Philosophie vom ersten Grundschuljahr an. Das ganze Studium besteht darin, die Yin-Yang-Philosophie auf jeder Stufe und in jedem Lebensbezirk anzuwenden. Bio-ecologisch gesehen lehrt diese Philosophie, wie man den besten Lebenskameraden findet, so daß die zukünftigen glücklichen Paare den wählen, der auf der entgegengesetzten Seite der Sonnenbahn geboren ist, d.h. 180 Tage von seinem eigenen Geburtstag entfernt und aus einer Familie, die von der seinigen so verschieden wie möglich ist. Das ermöglicht die größte gegenseitige Anziehungskraft.

Doch wir haben Tausende von Nahrungsmitteln, Getränken und Tees, die unsere Konstitution, unser sexuelles Verlangen, intellektuelle Neigungen, soziales Verhalten, und demzufolge unser Schicksal und unsere Umwelt ändern können; manche sind geheimnisvoll, indem sie das geschlechtliche Verlangen steigern. Andere vermindern sofort die sexuellen Wünsche, wie "Siitake" (eine Art japanischer Pilze), "Kanpyo" (eine gefährliche Wurzel), "Konnyaku" (eine Knollenart), alle Gemüse und besonders "Kuwai" (Pfeilwurzel), die unser sexuelles Verlangen sofort und vollkommen tötet. Sie werden in buddhistischen Tempeln und in religiösen japanischen Familien verwendet. An ihrer Stelle kann man Zucker, Süßigkeiten, Säfte, Eis, Limonaden, besonders Früchte -die aus heißen Ländern kommen-, Kartoffeln, Tomaten, Aubergine, Vitamin C nehmen. Manche Frauen benutzen sie in der Küche, wenn ihr Mann zu Yang (grausam und gewalttätig im Benehmen und Geschlechtsleben) ist. Männer, die nichts über die Geheimnisse der makrobiotischen Küche wissen, essen sie und werden fügsam oder impotent - je nach der Menge der Yin-Faktoren). Ich will hier nichts weiter über diese Geheimnisse sagen, es gibt immer Menschen, die sie mißbrauchen wollen. Es ist besser, man geht den makrobiotischen Weg, der die Konstitution langsam aber stetig ändert.

Die Nahrung erhält uns. Wir können denken, sprechen, arbeiten, lieben, hassen, zerstören und erschaffen dank unserer Nahrung. Wir können sehr leicht einen starken Mann töten, indem wir ihm etwas zu essen geben, das sehr Yin ist. Es ist viel weniger schwierig, das sexuelle Verlangen zu töten oder zu stärken.

Impotente, kalte Frauen sind im allgemeinen argwöhnisch, ungläubig, mystisch, rachsüchtig. Mit der Zeit wird daraus die Geisteskrankheit. In diesem Fall nimmt man Diät Nr. 7 einige Zeit sehr strikt.

Gelbsucht: 3 Tage fasten wird empfohlen. Auch Reiscreme mit etwas Umebosi. Kann sie bei einem Kind, das mit Muttermilch ernährt wird, innerhalb weniger Tage nicht geheilt werden, ist sie sehr gefährlich. Die Mutter muß durch Yang-Nahrung selbst Yang werden. Für das Kind ist keine Behandlung nötig.

Nierenkrankheiten: Es gibt so viele Nierenkrankheiten, daß ich sie längst nicht alle erklären kann; aber man darf nie vergessen, daß die Niere als Organ sehr Yang ist, dreimal so Yang wie das Herz. Deshalb kommen alle Nierenkrankheiten von zuviel Yin-Nahrung, besonders von zuviel Yin-Getränken. Man muß immer weniger und weniger trinken. Vermeiden Sie alle Nahrung, die zu sehr Yin ist, befragen Sie die Yin-Yang-Tabelle für Nahrung und Getränke. - Besondere Behandlung: Reiscreme (193) und Adukisaft mit etwas Salz (186). Wenn sehr schwer 239 und 240.

Lepra (Aussatz): Sie ist sehr leicht zu heilen, wie Krebs, da sie nur Menschen befällt, die eine gute Konstitution durch Geburt haben. Die Ursache ist, wie bei Krebs, zuviel Yin.

Man nimmt Diät Nr. 7, trinkt sehr, sehr wenig. - Anwendung von 239 und 240.

Leukämie (Blutkrebs): Siehe Krebs. Sie wird innerhalb 10 Tagen geheilt, wenn man die "Philosophie der fernöstlichen Medizin" vollkommen verstanden hat und die makrobiotische Küche beherrscht. Sie können es glauben oder nicht, versuchen Sie es und Sie werden sehen.

Leukoderma (weiße Lepra): Sie kommt auch von zuviel Yin, meistens von Obst. Läßt man das Obst weg, wird man geheilt. Aber im allgemeinen sind die, die an dieser häßlichen, unangenehmen Krankheit leiden sehr unbeliebt, weil sie sehr eigensinnig sind. Nur wenn nichts anderes hilft, werden sie die makrobiotische Methode versuchen.

Leukorrhea (weißer, gelber oder grüner Ausfluß): Kommt sehr häufig vor. Frauen, die diese Krankheit haben, können nicht glücklich sein, selbst wenn sie reich, klug und schön sind. Die grüne Abart ist am meisten Yin. Man versucht Nr. 7 und nimmt sehr heiße Sitzbäder (244 oder 245), wenigstens 2 Wochen lang, 15 Minuten vor dem Schlafengehen.

Meningitis (Hirnhautentzündung): Einen Monat lang Nr. 7 mit etwas Goma-Sio, danach Nr. 6 und 5 mit etwas Nituké.

Migräne: kann durch Nr. 7 (6 oder 9) mit etwas Goma - Sio in wenigen Tagen geheilt werden.

Menstruation unregelmäßig und schwierig: Normale makrobiotische Ernährung Nr. 7, 6 oder 5. Tee Mu. Weniger trinken, Sitzbad 244, 245.

Morgenerbrechen: Keine makrobiotische Frau leidet daran, wenn sehr schwer, Drachentee trinken.

Kurzsichtigkeit (Myopia): Die meisten Arten sind durch die Ausdehnung der Pupillen verursacht, das ist Yin. Manche Arten durch eine Zunahme der Strahlenbrechung der Linse. Mitunter ist die Ursache zuviel Yin, mitunter zuviel Yang. Beide können mit normaler makrobiotischer Diät geheilt werden, weil sie ein gutes Gleichgewicht von Yin zu Yang hat.

Nephritis (Nierenentzündung): siehe Nierenerkrankungen.

Neurasthenie (Nervosität): Nr. 7 mit etwas Goma-Sio.

Oberitas (Fettleibigkeit): Nr. 7 mit 30-60 g rohem Rettich während eines Monats oder länger.

Otitis Media (Mittelohrentzündung): Nr. 7 unbedingt befolgen, auch Suppe 61. Wenn sehr schwer, 194 einige Tage lang.

Ozaena (Stinkase): Strikte Befolgung von Nr. 7, so wenig wie möglich trinken.

Parkinsonsche Krankheit (Paralyse, Lähmung): Es gibt zwei Arten Paralyse Yin und Yang. Das wird von der offiziellen symptomatischen Medizin nicht verstanden. Bei der ersten ist das Zittern ruhiger, bei der zweiten sehr stark, sie wird Paralysis Agitans genannt.

Die erste wird mit Ernährung Nr. 7 und etwas Goma-Sio und weniger trinken, die andere mit Nr. 5 oder 4 ohne Gomasio und mäßigem Trinken geheilt.

Periostitis (Knochenhautentzündung): Nr. 7 mit etwas Goma-Sio, Ingwerumschlag 801, Arbipflaster 4 mal am Tag.

Peritonitis (Bauchfellentzündung): Nr. 7 mit Umeboshi und Pflaster 240, Ingwerumschlag 239 gegen große Schmerzen.

Prolapsus (Heraustreten innerer Organe): Nr. 7 mit etwas Goma-Sio, Ingwerumschlag 239 und Arbipflaster 240.

Paranoia (Verfolgungswahn): Diese Art von Geisteskrankheit hat eine extreme Yin Basis gleichzeitig mit einem überstarken Yang-Komponenten, der zu Gewaltsamkeit, Grausamkeit und mörderischen Ausbrüchen führt. Diät Nr. 7 ohne Yang-Zubereitung.

Poliomyelitis (Kinderlähmung): Das ist eine sehr starke Yin-Krankheit. Vermeiden Sie alles, was reich an Vitamin C ist, Zucker, Kalium, Säure, Säfte, Obst und Salat enthält. Nr. 7 mit wenig Goma-Sio, immer weniger und weniger trinken wird wirksam sein. Gobo oder Kinpura (54) und alle Yang-Zubereitung sind gut.

Rheumatismus: Weniger und weniger trinken, nur gegrillten Reis nehmen. Ingwerumschläge 239 und Arbipflaster 240 sind sehr gut.

Schizophrenie: Diese Krankheit ist eine Trennung der geistigen und körperlichen Vorgänge. Diese Störung ist eine Yin-Krankheit. Meistens bildet sich ein Mangel an Yang (Zentripetalkraft) und ein Verlust der Grenzen des eigenen Selbst, ein Gefühl der Unwirklichkeit, von Fernsein, weg und über der Erde und dem eigenen Körper. Das ist die extremste Yin-Krankheit der Menschen, die ursprünglich eine schwache Konstitution haben. Nr. 7 strikt 3 Wochen befolgen und "Syo-Ban" sowie Yang-Getränke werden empfohlen. Siehe Paranoia.

Syphilis: Sie ist nur für Yin-Konstitutionen ansteckend; sehr leicht zu heilen, da der Erreger sehr Yin, d.h. sehr schwach ist, und durch Salz angegriffen wird.

Sterilität: Nr. 7 unbedingt strikt 2 Wochen lang einhalten, dann Nr. 6, 5 oder 4 einige Monate, Hüft-Sitz-Bad 15 Minuten vor dem Zubettgehen, sehr heiß 244 oder 245.

Trachoma (granuläre Bindehautentzündung): Nr. 7 mit wenig Goma-Sio, Vollreiscreme (193), Tekka (157 oder 158), Kinpira (63) werden besonders empfohlen. Ingwerumschläge (239) und Arbipflaster (240) sind sehr gut.

Varizen (Krampfadern): Kann bald mit der normalen makrobiotischen Ernährung, bei Vermeidung jedes Yin, geheilt werden. Sitzbad 244, 245 15 Minuten vor dem Zubettgehen ist sehr wirksam für Frauen.

Wunden (siehe Verbrennungen).

Zahnschmerzen: Dentie (253) für Zahn oder Zahnfleisch. kein Yin-Getränk.

Bettnässen: Höre auf mit allem, was reich an Vitamin C oder Kalium ist. Wasser, Säfte und phosphorhaltige Speisen, wie Kartoffeln, Tomaten, Auberginen, Orangen, Grapefruit sind verboten. Nr. 7 mit Goma-Sio. Es kann innerhalb 10 - 20 Stunden geheilt werden. Ißt man nach der Heilung eine Kartoffel, Tomate, Orange oder gezuckerten Pudding oder Kuchen, wird man am nächsten Morgen einen Rückfall haben.

Schlaflosigkeit: Nr. 7 sehr streng, vor dem Zubettgehen eine Tasse Syo-Ban trinken.

Magenschmerzen: Man nimmt Syo-Ban (179), Ume-Syo-Ban (180), oder wendet Ingwerumschläge (239) und Arbi-pflaster (240) an. Reiscreme (193) mit etwas Goma-Sio ist sehr gut.

Das sind einige Beispiele für Behandlung mit makrobiotischer Methode bei den am häufigsten vorkommenden Krankheiten. Sie müssen studieren, wie man kompliziertere Krankheiten selbst und für sich selbst behandeln kann. Jeder muß sein eigener Arzt sein. Sie können das, wie es jedes Tier kann. Nichts ist unmöglich.

Kapitel 12

Kokkoh

Makrobiotische Ernährung für Klein- und Kleinstkinder

Die Qualität und die Quantität der Muttermilch bestimmt das Schicksal des Kindes. Kuhmilch oder die Milch irgend eines anderen Tieres ist biologisch nicht für den menschlichen Säugling bestimmt. In Fällen, wo keine Muttermilch zu erhalten ist, kann man das Kind mit "Kokkoh" nach folgender Tabelle ernähren. Ein Kind soll nicht überfüttert werden. Mäßiger Hunger, Durst, Kälte machen das Kind Yang und festigen die Grundlage seiner Konstitution und Persönlichkeit.

Zubereitung der Flasche

Man verdünnt "Kokkoh" mit 10-15 mal frischem Wasser nach dem Alter des Kindes. Kocht mäßig 20 Minuten lang. Die Menge ist geringer als bei Kuhmilch. Zu viel Wasser soll nicht genommen werden. - Wecken Sie das Kind nicht auf, um ihm Nahrung zu geben. Es ist besser, eine Flasche wegzulassen, wenn das Kind keinen Appetit hat.

Kokkoh wird auch für Erwachsene als Frühstück empfohlen.
Man kann viele Arten von Cakes, Getränke, Nachtisch aus Kokkoh bereiten.

Ernährungstabelle für Säuglinge mit
"Kokkoh" (Makrobiotischer Milch)

Alter	Kokkoh	Wasser	**Mahlzeiten**	Menge pro Mahlzeit	Menge täglich
1. Tag	(Einige Löffel Wasser mit 0,5 % Salz)				
2. "	10 gr.	100 ccm	3-5	10 ccm	40 ccm
3. "	"	"	5	20 "	120 "
4. "	"	"	"	30 "	180 "
5. "	"	"	"	40 "	240 "
6. "	"	"	"	50 "	300 "
7. "	"	"	"	60 "	360 "
8. "	"	"	"	70 "	420 "
9. "	"	"	"	80 "	480 "
10. "	"	"	"	90 "	540 "
11. bis 30. Tag	"	"	"	100 "	600 "
2. Monat	12 gr.	"	6	110 "	660 "
3. "	"	"	"	120 "	720 "
4. "	18 gr.	"	"	130 "	780 "
5. "	"	"	"	140 "	840 "
6. "	"	"	5	180 "	900 "
7. "	"	"	"	200 "	1000 "
8. bis 12. Monat	"	"	"	200 "	1000 "

Im 4. Monat gibt man 5-10 gr. von einem Brei aus Zwiebeln, Karotten, Wasserkresse, usw. zu.

Ab 5. Monat kann 10-50% der Nahrung allmählich durch gekochten Vollreis -in 5-6 mal so viel Wasser- ersetzt werden.

Ab 13. Monat gibt man 150 gr. Vollreis (gekocht mit 3 mal so viel Wasser), 30 bis 40 gr. gekochtes Gemüse (gekocht mit wenig Pflanzenöl und Salz), 2 oder 3 Tassen Wasser, Reistee oder Ohsawakaffee.

Vom 16. - 24. Monat kann die Menge des Reis und Gemüses (30 gr. Reis und 20% Gemüse täglich) vergrößert werden.

Kapitel 13

Kochweise

1. Legen Sie Gemüse geschnitten oder ganz nicht zu lange in Wasser.
2. Schälen Sie kein Gemüse.
3. Essen Sie so viel Reis und andere Getreidearten wie Sie wollen, kauen Sie aber gut.
4. Sie können verdorbenes und schimmliges Getreide essen. Es besteht keine Gefahr. Wenn es verdorben ist, wird ihr Magen Ihnen sehr dankbar sein. Verdauung ist Zersetzung. Wenn der Reis schimmlig ist, wird er sehr leicht absorbiert.
5. Werfen Sie nichts weg, nicht ein Reiskorn, sonst sind Sie ein Verbrecher und werden früher oder später dafür bestraft werden. Wenn jeder auf der Welt ein Korn der Mahlzeit wegwirft, würden wir 2 800 000 000 Körner bei jeder Mahlzeit verlieren, das sind 2 800 000 000 x 3 x 365 Körner jährlich. Damit könnten wir leicht eine Million Menschen im Jahr ernähren.
6. Essen Sie nicht oft, was sich wehrt oder davon läuft (Gemüse, Seetang, Muscheln laufen nicht davon).
7. Nehmen Sie nichts, was chemisch oder von der Industrie hergestellt ist, was das Gesetz des unendlichen Alls durchbricht.
8. Sie können im Einklang mit der Ordnung des unendlichen Universums alles essen, auch Früchte in ihrer Jahreszeit, wenn sie nicht gedüngt oder mit Insektenvertilgungsmitteln behandelt sind. Die Ordnung des Alls ist die absolute Gerechtigkeit. Wenn die jährliche Erzeugung von Äpfeln in Amerika 180 000 000 beträgt, dann sollten Sie einen Apfel im Jahr essen. Das wäre Gerechtigkeit. Wenn Sie mehr gegessen haben, dann heißt das, daß Sie den Nachbarn bestohlen haben. Sie werden bestraft und früher oder später ins Gefängnis geworfen, das da heißt Krankheit.

Salz : ein neuer Aberglaube

Vor 30 Jahren fand Professor Quinton (damals an der Sorbonne tätig), daß alles biologische Sein der Erde aus dem Meer kommt. Seine Theorie gründete sich auf seine biologischen Studien, während seines ganzen Lebens. Sein Buch "L'eau de Mer" ("Meerwasser") ist sehr interessant. Seine Lehre wurde von den Wissenschaftlern der ganzen Welt angenommen. Sein "Quinton Plasma" wurde 30 Jahre lang sehr gut verkauft. Sein Institut in Paris, sein Laboratorium und seine Klinik am atlantischen Meer sind sehr berühmt. Er prägte das Wort "Thalasotherapie" und empfahl den Gebrauch von Salz.

Zu meiner Überraschung beherrscht die Furcht vor dem Salz die moderne symptomatische Medizin. Es gibt aber keine wissenschaftliche Begründung für diese Theorie. Die wichtigste und grundlegendste Funktion unseres Körpers kommt aus einem guten Gleichgewicht von Kalium und Natrium im Blut und besonders im Gehirn. Überdies hat der Mensch, dank der Entdeckung von Feuer und Salz, seine Zivilisation geschaffen. Salz wurde als das Kostbarste in unserem täglichen Leben angesehen seit dem Beginn der Geschichte. "Salary"(Besoldung) war Salz. Jesus sagte, daß wir das Salz der Erde sein müssen. Wenn es Ihrem Blut an Salz mangelt, müssen Sie an "Acidosis" (Säurevergiftung) leiden. Aber warum ist die Furcht vor dem Salz so beherrschend heute? Das ist eine lange Geschichte des Aberglaubens. (Siehe mein Buch "Jack und Mitie", die beiden Primitiven im Dschungel, genannt Zivilisation).

Versuchen Sie es einmal mit ein wenig Salz nach unserer makrobiotischen Kochweise 10 Tage lang oder auch nur einen Tag. Sie werden sehen, daß gar keine Gefahr besteht, sondern eine Besserung eintritt, wenn Sie es vernünftig anwenden und wissen, warum es so viele "unheilbare" Krankheiten gibt. Unsere Anhänger in unseren makrobiotischen Restaurants in Paris, Gent und Brüssel nehmen täglich an Zahl zu. Fürchten Sie sich nicht vor törichten Reden. Versuchen Sie es selbst! Seien Sie unabhängig !

Volksheilkunde

Sie haben Ihre Volksheilkunde. Wir im Orient haben die unsrige, sie ist 5000 Jahre alt. Aber Ihre Heilkunde hat keine philosophische, kosmologische und logische Grundlage und ist angefüllt von persönlichen Überzeugungen, die nicht durch jahrtausende lange Erfahrungen natürlich geläutert wurden. Das ist sehr, sehr gefährlich.

Es gibt ein Buch, betitelt "Volksheilkunde", das in einem Lande an der Spitze der Bestseller steht. In diesem Buch empfiehlt der Autor jedermann z.B. eine Mixtur von Honig und Weingeist.

> "Mythik und Weingeist". Der Autor verordnet jedem Weingeist (meistens in Form von Apfelwein). Der Weingeist kann rein oder mit Wasser vermischt genommen werden. Aber um die höchste Wirksamkeit zu erzielen, verlangt er die Hinzufügung von Honig - gewissermaßen eine Süß-Sauer = Yang-Yin, Kombination."
>
> (Time, Dec. 27. 1959)

Was für ein furchtbarer Irrtum! Honig und Weingeist sind beide äußerst Yin! Diese Mixtur wäre bestenfalls nur gut für ein paar wirklich extreme Yang-Naturen, und das auch nur für eine kurze Zeit. Aber dieses Gemix wäre katastrophal für alle jene, die von einer Yin-Krankheit befallen wären, wie z.B. hoher oder niederer Blutdruck, Rheumatismus, Kinderlähmung, Tuberkulose, Arthritis, Asthma usw.. Ich glaube, diese Methode wird ebenso aufgegeben wie alle neuen Heilverfahren. Leider aber meistens erst dann, wenn Verschlimmerungen oder gar Todesfälle nachgewiesen werden.

Unsere makrobiotische Ernährungsweise ist von Millionen und Abermillionen Menschen durch Jahrtausende hindurch erprobt worden. Sie ist herauskristallisiert aus allumfassende Erfahrungen und Versuche, und steht im Einklang mit der Konstitution und dem ganzen Universum.

Ihre Krankheitsgeschichte

Haben Sie nun Ihre Gesundheit wiedergefunden und beginnen sich die Ufer einer neuen Welt aus dem Nebel zu lösen, dann werden Sie sich bitte durch einen Überblick dessen bewußt, wie die Heilung vor sich gegangen ist. Versuchen Sie dann auch, Ihre an der selben oder anderen Krankheiten leidenden Mitmenschen, von der Überlegenheit des makrobiotischen Weges zu Gesundheit und Glück, zu überzeugen. Tun Sie das nicht, dann ist Ihre Heilung noch nicht vollkommen, Sie sind immer noch exclusiv, egoistisch und arrogant, und über kurz oder lang werden Sie wieder einen Rückfall haben.

Alles Unglück dieser Welt hat seinen Ursprung in der Exklusivität; es gibt keine Krankheit, die so schwer zu heilen wäre.

Sie müssen ein Mensch werden, der gar nicht anders kann, er muß jeden anderen Menschen lieben. Lieben ist dasselbe wie geben, ohne dafür eine Gegengabe zu erwarten. Geben mit der Erwartung etwas wiederzubekommen, ist reiner Egoismus. Wer gibt, gibt und immer wieder gibt, wird dem Schöpfer gleich. Alles, was Sie haben, werden Sie doch früher oder später wieder verlieren. Keiner kann etwas in die Unendlichkeit mit hinübernehmen. Geben, geben und immer wieder geben ist ein Bankguthaben auf der "Bank ohne Grenzen", auf der Bank der Unendlichkeit.

Im Gegensatz zu den herkömmlichen Lebensversicherungen ist die Bank der Unendlichkeit eine ewig währende Lebensversicherung, die Ihnen nie endendes Leben gewährleistet. Die Prämie, die Sie dieser Lebensversicherungsgesellschaft zu bezahlen haben, ist "geben und immer wieder geben". Was sollen Sie geben? Geben Sie das Beste und das Wertvollste, das Sie auf dieser Welt besitzen: G e s u n d h e i t u n d e w i g e s G l ü c k. Mit anderen Worten, geben Sie den Schlüssel zum Königreich des Himmels. Dieser Schlüssel ist nichts weiter, als dem anderen den Aufbau des unendlichen Alls und seines All-Einen-Prinzips begreiflich zu machen - es ist die Kunst der Langlebigkeit und der Verjüngung. Schenken Sie Gesundheit und stellen Sie das Glück der anderen wieder her, so finden Sie selbst ein immer währendes Glück, und Sie entdekken die neuen Ufer eines frohen, amüsanten und interessanten Lebens.

Anhang

Herrn E's Fall

(Eine Heilung in 10 Stunden)

- Je größer die Vorderseite, um so größer auch
- die Rückseite -
- je heftiger die Krankheit, um so schneller die
- Heilung.

Durch unsere makrobiotische Heilweise wurde Herr E. von einer heftigen und merkwürdigen Krankheit - statt in 10 Tagen - in 10 Stunden geheilt.

Vor ungefähr 3 Jahren befand sich Herr E., ein Schriftsteller, 52 Jahre alt, in einer tiefen Depression. Seit mehr als 10 Jahren litt er an einem Ulcus des Verdauungskanals. Er fürchtete sich vor allem, wollte niemanden sehen, war außerordentlich sensitiv und hatte einen sehr niederen Blutdruck (beides Yin-Symptome). Seine Frau, eine 45 Jahre alte Malerin, wog mehr als 90 kg und litt ebenfalls an schweren Depressionen. Beide warteten nur noch auf das Ende ihres elenden Lebens.

Nachdem Madame E. einige Monate nach meinen makrobiotischen Ratschlägen gelebt hatte, wog sie 32 kg weniger. Sie hatte weder eine Medizin noch eine andere Behandlung angewandt. Sie war um mehr als 20 Jahre jünger geworden. Früher war sie unfähig gewesen, ohne Hilfe ihre im 6. Stock gelegene Wohnung zu erreichen und hatte das Aussehen einer 70 jährigen Frau. Nun war sie elegant, charmant, witzig, reizend und voller Lebensfreude.

Herr E. war physiologisch sehr verändert, nicht völlig geheilt, aber er fürchtete sich wenigstens nicht mehr vor dem Leben.

Sie waren beide positiv und tapfer genug, um Feder und Zeichenstift aufzugeben und eröffneten im Herzen von Paris vor drei Jahren das erste makrobiotische Restaurant. Sie wollten jedermann die revolutionierende, biologische, physiologische und dialektische Eß- und Trinkweise zeigen. Geschäftlich war es ein großer Erfolg und drei andere makrobiotische Restaurants wurden, durch ihr Beispiel ermutigt, in den letzten drei

Jahren in Paris eröffnet.

Aber E's Heilung und Verjüngung blieb hinter der seiner Frau zurück. Das machte mir Gedanken. Immer wieder, von Zeit zu Zeit, frug ich mich, warum E's Verjüngung so langsame Fortschritte machte. Er war doch der tapferste, der treueste und begeistertste von allen, die auf "geheimnisvolle" Weise durch die Makrobiotik geheilt worden waren. Ich sagte mir: "Es wird schon kommen. Wenn seine Heilung so langsame Fortschritte macht, muß seine Krankheit sehr schwer gewesen sein."

13. Oktober 1959. Ich hatte im amerikanischen Klub in Paris gesprochen und war nach Mitternacht heimgekommen. Um 1 Uhr des 14. Oktobers wurde ich durch das Telefon geweckt. "Meinem Mann geht es sehr schlecht", sagte Madame E.. Ich gab meine Anweisungen und versprach, mit dem ersten Zug zu Ihnen zu kommen.

Um 2 Uhr läutete das Telefon wieder. "Es geht meinem Mann viel schlechter, er leidet sehr. Was soll ich tun?" Wieder gab ich einige dringend notwendige Anweisungen.

Wieder läutete das Telefon. "Es ist schlimmer geworden, er hat unerträgliche Schmerzen. Er schreit unaufhörlich, er stirbt." - "Unter solchen Umständen, wäre es besser, Sie würden einen Arzt rufen, damit seine Schmerzen aufhören", antwortete ich.

Noch einmal läutete das Telefon und Madame E. sagte: "Der Arzt meint, wir sollten meinen Mann ins Krankenhaus bringen, er müsse sofort operiert werden. Die Schmerzen kämen von einem Darmdurchbruch. Wenn er nicht innerhalb 12 Stunden operiert wird, muß er sterben. Was soll ich tun?" - "Tun Sie, was der Arzt sagt, man kann dort wenigstens seine Schmerzen zum Stillstand bringen. Ich komme sobald wie möglich zu ihm."

Als meine Frau und ich zu unserem armen Freund ins Krankenhaus kamen, litt er immer noch sehr. Die sofort angewandte medizinische Behandlung hatte ihm nicht die leichteste Besserung verschafft. Meine Gedanken arbeiteten rasch.... Wo liegt die Ursache der Krankheit? Übermaß an Yang oder an Yin? ....

"Dehydration", sagte E.

....Yang? Aber eine Perforation kann weder durch Entwässerung noch durch Salz verursacht werden. Im Gegenteil, man heilt damit jede Perforation oder Blutung. Ich war der Meinung gewesen, daß E. seit drei Jahren nur makrobiotisch gegessen habe; wie konnte er krank werden, wie konnte ein Durchbruch entstehen ?

Ich stand vor einem Rätsel. "Sieh doch", rief plötzlich meine Frau. Sie hatte bemerkt, daß sein Bauch dick wie ein Ballon oder ein Fußball war. Ich sagte: "Ihr Bauch ist schrecklich geschwollen."

"So ?" stöhnte E. in seinen großen Schmerzen.

"Au", schrie er, als ich seinen Bauch berührte.

Das bestätigte, daß die Störung durch ein Übermaß an Yin-Faktoren (Ausdehnung oder Zentrifugalkraft) hervorgerufen worden sein mußte.

Ich sagte kein Wort, fuhr aber fort, nachzudenken, um die wahre Ursache herauszufinden. Ich hatte das Vertrauen in die westliche Diagnose verloren. Die Ärzte des National-Krankenhauses durchleuchteten ihn und stellten fest, daß wirklich ein Durchbruch stattgefunden hatte.

"Haben sie wirklich nie etwas gegessen, das sehr Yin war?" fragte ich vor dem Weggehen. Die Antwort war selbstverständlich ein bedingungsloses "Nein".

15. Oktober. Ich sagte meine Abreise nach Amerika ab und ging wieder ins Krankenhaus. Auf dem Gang traf ich Madame E. - "Hat er ganz gewiß nichts außerhalb unseres makrobiotischen Restaurants gegessen ?" Die Antwort erstaunte mich und meine Frau sehr. "Ja, im chinesischen Restaurant."

"So, im chinesischen Restaurant ? Wie oft hat er dort gegessen ?"

"Jeden Samstag, wir essen regelmäßig an unserem freien Tag dort."

"Seit wann ?"

"Seit zwei Jahren."

Ein Licht ging mir auf. Ja, wirklich, sie hatten uns am letzten Samstag, den 10. Oktober, ins chinesische Restaurant eingeladen. Ich war sehr erstaunt, als ich ihn dreimal soviel als ich essen sah und noch dazu weißen Reis mit chinesischer Sauce, die besonders Yin ist. In fast allen chinesischen (und japanischen) Restaurants in Paris gibt man zu jedem Gericht ein in Hong-Kong, ohne jede amtliche Kontrolle hergestelltes chemisches Produkt (Glutamin). Alle ihre Saucen sind chemisch erzeugt. Diese Produkte sind außerordentlich Yin. Außerdem verwenden sie viele Nahrungsmittel, die reich sind an Yin-Faktoren (Kalium, Phosphor, Sulphur, Amino-Säuren) wie Bambussprossen, Soyakeime, Soyakäse, schwarze und weiße Pilze, Nudeln, Makkaroni usw.. Wenn Sie nachprüfen wollen, brauchen Sie nur jeden Tag einem Tuberkulosen 100-200 g Bambussprossen oder gekeimte Soyabohnen zu geben, und nach wenigen Tagen wird er Blut brechen.

Ein solches Übermaß an Yin kann man mit anderer Nahrung, besonders, wenn man ein wenig Salz zugibt, neutralisieren. Weil E. seit mehr als 10 Jahren an Ulcus in seinen Verdauungsorganen litt, war er viel empfindlicher gegen diese Yin-Faktoren als seine Frau. Sicherlich hatte sich während der letzten Jahre seine Gesundheit gebessert, aber da er jedes Wochenende in einem chinesischen Restaurant aß, hatte er das Gewonnene wieder untergraben.

Bei seiner Treue und Verständnis für die makrobiotische Philosophie wäre er nie auf den Gedanken gekommen, meine Ratschläge zu mißachten. Er dachte nur, die chinesische Küche sei der makrobiotischen am nahesten verwandt, und weil sein Restaurant jeden Samstag geschlossen war, hatte er an diesen Tagen in einem der chinesischen Restaurants gegessen.

Nachdem ich davon überzeugt war, daß E's Krankheit auf einem übermäßigen Genuß von Yin-Faktoren beruhe, bat ich Dr. P. (einen meiner Freunde, der von Zeit zu Zeit das französische Medizinal Collegium beim Internationalen Kongreß vertritt), die Ärzte des Krankenhauses zu bitten, die Operation so lange wie möglich hinauszuschieben, und E. weder Nahrung noch Spritzen zu geben.

Die Operation wurde 7 Tage verschoben, aber die Ärzte gaben E. viele antibiotische Injektionen, Oxigen und Kalium, alle außerordentlich Yin.

Während dieser Tage wollte Madame E. ihren Mann makrobiotisch behandeln, es wurde ihr verboten. Sie konnte trotz der Einwände unseres französischen Freundes am Krankenhaus nichts unternehmen. Zuletzt wollte ich ihn in mein Haus bringen. Dies unterblieb, weil Madame E. zu lange zögerte und nicht genügend Verständnis aufbrachte. Die Ärzte überzeugten sie mit ihrer Erklärung, daß ihr Mann das Krankenhaus drei Tage nach der Operation verlassen könne.

Die Operation fand am 20. Oktober statt. Nach Öffnung des Leibes fanden die Ärzte überhaupt keine Perforation, nur Gewebenarben der alten Ulcus und unmerkliche (oder vermutete) Risse im Zwölffingerdarm.

21. Oktober. Eine Besserung trat nicht ein, aber eine Verschlimmerung, neues Anschwellen des Leibes und unaufhörliche, unerträgliche Schmerzen, trotz aller Behandlung.

22. Oktober. Der selbe bedauernswerte Zustand dauerte an.

23. Oktober. Immer noch der gleiche Zustand. Der Tag der versprochenen Entlassung aus dem Krankenhaus ging vorüber. Seit seiner Einlieferung ins Krankenhaus vor 10 Tagen erlaubten die Ärzte die erste Mahlzeit: Kartoffelbrei, Fleisch, Fruchtsaft, Kaffee mit Milch und Zucker... E. verweigerte sie, da er wußte, daß eine so ausgesprochene Yin-Mahlzeit die Verschlimmerung nur beschleunigen würde.

24. Oktober. Der Arzt verordnete E. eine Tasse b (etwas wie Ovamaltine) und Phosphor (noch mehr Yin als Kalium), das verstärkte die Schwellung seines Leibes so sehr, daß E. schrie: "Es ist unerträglich, ich will sterben." Ich besuchte E. am selben Tage im Krankenhaus. Er erklärte: "Ich habe falsch gehandelt, ich habe die makrobiotische Diät nicht völlig verstanden, auch nicht die Medizin des Fernen Ostens. Es war falsch, daß ich hierher gekommen bin und diese Operation zuließ. Meine Schmerzen haben nicht aufgehört, im Gegenteil, sie dauern in derselben Stärke an. Ich fühle mich hier wie in der Hölle."

Tränen rollten ihm über die Wangen, und er bat mich um Verzeihung. Wir luden ihn ein, zu uns zu kommen. Er wollte so rasch wie möglich entlassen werden, und wir bereiteten ein Zimmer bei uns für ihn vor. Aber Madame E. widersetzte sich, weil er zu schwach sei. Wir warteten einige Tage vergebens. Dr. P. telefonierte uns, daß E. zu uns in drei Tagen gebracht würde, weil sein Zustand sich ständig verschlimmere. Der Arzt bat mich, sehr vorsichtig zu sein, da das Schlimmste zu befürchten sei. (Alle Ärzte wissen, daß ein solcher Fall hoffnungslos ist.)

2. November. Madame E. telefonierte, sie war überzeugt, daß das Krankenhaus ein Mißerfolg gewesen war, sie sagte: "E. hat zu große Schmerzen, er kann nicht transportiert werden, vielleicht in ein oder zwei Tagen."

17 Tage hatten wir nun schon gewartet, unsere Abreise und das Programm meiner Vorträge geändert, wir konnten nicht länger warten, deshalb entgegnete ich: "Es ist unmöglich, meine Schüler, meine Freunde in Amerika warten doch auf mich. Morgen verlassen wir Paris."

Aber wieder verschob sich unsere Abreise, weil Madame E. uns so verzweifelt bat, zu warten.

4. November. Endlich wurde E. zu uns gebracht, und meine Frau begann sofort, ihn makrobiotisch zu behandeln.

5. November. Eine leichte Besserung trat ein. Den ganzen Tag betreute ihn meine Frau, es war eine anstrengende, ungewöhnliche Behandlungsweise (Ich werde Ihnen später davon erzählen).

6. November. Wieder nahmen seine Schmerzen zu. Seit seiner Ankunft hatte ich versucht, alle Yin-Faktoren, die seit vielen Jahren tief eingebettet in seinem Körper lagen, zu entfernen. Wieder besuchte ich ihn an diesem Tag in seinem Zimmer.

Länger als eine Stunde betrachtete ich ihn und murmelte immer wieder: "Das ist wirklich sehr sonderbar und interessant, seit 17 Jahren suche ich nach der größten Schwierigkeit, nach einer unheilbaren Krankheit. Ich muß herausfinden..."

Endlich, nach langem Nachdenken, fand ich die Antwort.

"Lieber Freund, ich habe es gefunden. Nehmen Sie 10 von diesen Umeboshi, kauen Sie nicht, schlucken Sie eine nach der anderen." (Umeboshi sind japanische mit Salz konservierte Pflaumen).

"Schlucken?" murmelte er.

Nach der zweiten Umeboshi: "Ich kann nicht, ich bringe sie nicht hinunter. Seit drei Wochen hatte er so gut wie keine Flüssigkeit zu sich genommen, seine Speiseröhre war völlig trokken. Mit wenig Wasser gelang es ihm endlich, eine zu schlukken.

"Wenn Sie sie nicht alle auf einmal nehmen können, versuchen Sie soviel wie möglich bis zum Abend."

7 brachte er mit vieler Mühe hinunter.

Meine Frau umsorgte ihn ständig, die heilende Kraft ihrer Hände tat ihm sehr gut. Er erbrach eine schwarze Substanz, und eine Unmenge Gas entwich durch Mund und After, aber es setzte eine Besserung ein.

"Lieber Freund, Sie werden einen großen Schock bekommen", sagte ich, als ich am Abend wieder kam. "Fürchten Sie sich nicht, wir müssen eine vollkommene Reinigung Ihrer Verdauungsorgane vornehmen."

Um zwei Uhr nachts ging ich in sein Zimmer. Ich hörte nur die tiefen Atemzüge von ihm und meiner Frau. Im Badezimmer fand ich eine Unmenge Tücher, Schlafanzüge, Unterwäsche alle schwarz wie von chinesischer Tinte. Um Mitternacht hatte er sich erbrochen und ein starker Durchfall hatte stattgefunden. Endlich war er die Ursache seiner wirklichen Krankheit los geworden.

Um sechs Uhr ging meine Frau wieder in sein Schlafzimmer. Plötzlich hörte ich E. laut und herzlich lachen. Ich eilte nach seinem Zimmer.

"Lieber Lehrer, wie danke ich Ihnen, alle meine Schmerzen sind vorbei, die makrobiotische Behandlung hat Wunder gewirkt. Alles ist gut nach dem Durchfall und dem Erbrechen. Ich danke Ihnen, ich danke Ihnen von ganzem Herzen."

Unsere Behandlung hatte nur 10 Stunden in Anspruch genommen. Immer noch entwich Gas aus Mund und After, zuletzt erbrach er mehr als einen Liter mit Blut vermischt.

Seit man E. ins Krankenhaus gebracht hatte, kamen unaufhörlich Besucher, auch Ausländer zu mir, um sich nach ihm zu erkundigen.

7. November. Bis zum Abend kamen 16 Besucher. Alle waren sie über E's geheimnisvolle Heilung in 10 Stunden sehr glücklich. E. kam ohne Hilfe aus seinem Bett, um seine Freunde zu begrüßen. Das war für alle eine große Überraschung, wußten sie doch, wie sehr E. seit drei Wochen gelitten und nur noch den Wunsch gehabt hatte, zu sterben.

8. November. Die Besserung dauerte an.

9. November. Ich sprach zum Abschied noch einmal in unserem Restaurant "Langes Leben". Mitternacht kehrten wir heim, und den folgenden Tag flogen wir nach den USA.

E's Fall ist nur der letzte von mehr als Tausend anderen erstaunlichen Heilungen in Europa seit 1959. Wieder einmal lernten wir "Je größer die Vorderseite, um so größer ist auch die Rückseite". Je größer die Schwierigkeit oder die Gefahr, um so größer ist auch die Freude. Je heftiger der Anfall, um so rascher die Heilung.

Wieder einmal war die Überlegenheit der Fernöstlichen Heilmethode klar bewiesen, und wie einfach und praktisch war sie doch. Wieder waren meine Freunde Zeuge der erstaunlichen makrobiotischen Behandlung durch meine Frau, die auf einem Austausch der Lebenskräfte zwischen dem Kranken und seiner Pflegerin beruht. Sie schickte ihr physio-elektromagnetischen Mikrowellen in ihren Patienten und nahm durch Handauflegen seine pathologischen Wellen auf. Es ist eine Übertragung von Vitalenergie und eine Vernichtung von pathologischer Energie. Sie findet automatisch mit der Hand den Sitz der Krankheit. Auf diese Weise fand sie, ohne etwas von Anatomie zu wissen, die Ursache von E's Krankheit in seinem Leib. Nachdem sie nur wenige Minuten ihre Hand auf seinen Leib gelegt hatte, begann die Gasausscheidung.

Natürlich kann jeder mit der makrobiotischen Heilweise Vertraute diese natürliche Behandlung vornehmen. Jeder kennt die geheimnisvolle Heilkraft "der aufgelegten Hand". Deshalb nahm sie ihre Hand, um die Schmerzen in E's Leib zu erleichtern.

Die Wirksamkeit der Hand hängt von den makrobiotischen Bedingungen und dem Training jedes Einzelnen ab. Ist jemand gut geschult, kann er sogar ohne Berührung und aus beträchtlicher Entfernung heilen. Dies ist ein Ausdruck von extrasensorischem Empfindungsvermögen und Aussendung von Lebenskraft. So kann man verstehen, warum Jusus Kranke ohne jede medizinische Behandlung heilen konnte. Das war kein Wunder. Wunder gibt es nur in den Augen von Menschen, die weder denken noch verstehen können.

Wieder einmal lernten wir, daß selbst Ärzte eines Krankenhauses in ihrer Diagnostik, Therapeutik und medizinischen Behandlung irren können; auch in ihren Nahrungsverordnungen nach der Operation.

Wäre der Kranke aber ungehorsam oder unwissend gewesen, und hätte er alle vorgeschriebene Behandlung im Krankenhaus angenommen, wäre er gestorben. Wieder ein Fall von "iatrogenischem Tod", wieder eine "unheilbare Krankheit".

Ich bin glücklich und stolz auf diese Rechtfertigung der östlichen Medizin. Von Anfang an wußte ich, daß bei E. keine Perforation vorlag. Aber ich unterwarf mich der ärztlichen Diagnose, ich hätte mich ja auch irren können, ich tat es selbst noch nach der Operation, als die Ärzte Kaffee mit Zucker und Milch, Kartoffelbrei, Fruchtsaft und später Vitamin B, chemische, künstliche, von der Industrie hergestellte Nahrung und Fleisch verordneten. Alle diese Produkte können die Heilung jeder Yin Krankheit verzögern und eine Wendung zur Verschlimmerung verursachen, besonders, wenn ein Ulcus vorliegt. Sie können das mit einem Stückchen Zucker, auf eine Schnittwunde gelegt, beweisen.

Es gibt in London und Paris viele Menschen, die an Magenkrebs und Ulcus leiden, und die niemals völlig geheilt werden können. Das ist sehr natürlich, weil der Verbrauch von Zukker, Kaffee und Früchten in diesen Städten so ungeheuer hoch ist.

Mit anderen Yin-Krankheiten ist es das gleiche. Die Ärzte kennen und wünschen auch nicht, die wahre und die letzte Ursache aller Krankheiten zu finden. Der Mensch ist das Ergebnis der Nahrung und Getränke, die seine Umgebung herstellt. Er ist das Produkt seines Milieus, das in ihn eingedrungen und von seinem Körper assimiliert wurde. Es ist zu merkwürdig, daß niemand die tiefsten Geheimnisse des Lebens, die doch so einfach sind, wirklich kennt. Er weiß nichts über Yin und Yang, die dialektische Konstitution des unendlichen Alls und alles, was es in sich birgt. Alle psychologischen und moralischen Tragödien werden durch die physiologische Konstitution jedes einzelnen erzeugt. Vielleicht muß das verborgen sein, damit das Leben seine Komödien und Tragödien hat, nur sie machen es so amüsant. Wenn dem so ist, ziehe ich mich in die Berge zurück und will nicht länger Lehrer sein.

Lao-tse sagt: "Wir können den Himmel erblicken, ohne daß wir aus dem Fenster sehen, und wir können alles auf der Erde wahrnehmen, ohne vor die Tür zu treten." Nach unserer Kosmologie ist der Himmel sowohl Vergangenheit wie Zukunft, er ist das unendliche All; die Erde ist die Gegenwart oder die endliche Welt voller Relativität. Ich brauchte nicht durch ein Fenster in E's Leib zu sehen um festzustellen, daß keine Perforation da war, und ohne vor die Türe zu gehen, konnte ich die wirkliche Ursache, die mehr als 20 Jahre zurücklag (in der Vergangenheit) und die therapeutische Methode (in der Zukunft) finden.

Die makrobiotische Methode (die Wiederherstellung der Ordnung der biologischen und physiologischen Basis unseres Seins) rettete innerhalb 10 Stunden, statt in 10 Tagen, meinen Freund und Schüler vom Tod und von unerträglichen Schmerzen. Ich pflegte zu sagen, daß alle Krankheiten, selbst die als "unheilbar" verdammten in 10 Tagen vollkommen geheilt werden können und müssen, es können auch weniger sein: 7 Tage, 1 Tag, 10 Stunden, 1 Stunde, 1 Minute oder augenblicklich. Einer, von dem man sagen kann, daß er sich sein Leben lang wohlbefindet, heilt seine Krankheit augenblicklich, wie ein Akrobat, der hoch in der Luft über ein Drahtseil schreitet, indem er seine rechte und linke Seite (Yin und Yang) im Gleichgewicht hält. Alle Wesen werden mit dem sicheren Gleichgewicht geboren, sie wissen, wie sie unter allen Umständen ihr inneres und äußeres Gleichgewicht bewahren können. Das ist wunderbar, aber da ist Satan, und es ist seine Aufgabe, den Menschen blind zu machen, damit das Leben interessanter, erregender, amüsanter wird, und er erkennen lernt, wie groß Gottes, des Schöpfers dieser wundervollen Konstitution des unendlichen Alls, Gnade und Barmherzigkeit ist.

Stellen Sie sich vor, E. hätte bis zum Morgen auf mich gewartet. In einer Stunde oder in noch kürzerer Zeit, hätte er geheilt sein können. Seine Frau und seine Freunde hätten seinen Fall weder für ernst noch für gefährlich gehalten. Keiner ist sich bewußt, daß er in jedem Augenblick sterben kann. Buddha sagt: Während eines Atemzuges besucht uns der Tod 17 mal.

Viele meiner Besucher und Schüler waren, wie mein Freund E., von der Medizin aufgegeben worden oder hatten vergebens seit Jahren bei Ärzten Hilfe gesucht. Nur wenige sind fähig, den wahren Wert der Philosophie des Fernen Ostens zu schätzen. Die meisten haben weder Glauben, noch wissen sie etwas von "Dankbarkeit". Sie begreifen nicht, daß Dankbarkeit und Glück ein und dasselbe ist. Deshalb verdienen sie das Reich der unendlichen Freiheit, des ewigen Glücks und der absoluten Gerechtigkeit nicht. Darum ist auch nicht jeder Tag ihres Lebens gleich einem glückseligen Weihnachtstag. Immerzu stehen sie unter dem Zwang der Arbeit und erhalten dafür eine falsche Freude, "Papiergeld" und schnell dahin schwindendes Glück.

Sind Sie unglücklich und gibt es nur etwas Unangenehmes in ihrem Dasein, dann ist nur ihre Unwissenheit, Ihre Mißachtung der Wunder Gottes schuld.

Pro-forma Todesbescheinigung einer Weltzivilisation

Das Weltreich der amerikanischen Gold-Dynastie

++ Die 5. Berichterstattung eines alten Philosophen aus dem Osten über das amerikanische Weltreich.

++ Die 25. Zivilisation ist im Begriff biologisch, physiologisch und psychologisch zu verschwinden.

++ Warum stirbt der moderne Dinosaurier aus?

-=-=-=-=-=-=-=-

Vorwort

Die moderne Zivilisation, der größte "Dinosaurier" unserer Zeit, der den Namen 'Amerikanisches Weltreich' trägt, liegt im Todeskampf. Dieses verhängnisvolle Schicksal hat seinen Ursprung in einer formalen, logischen Vorstellung von der Welt, die rein analytisch, mikroskopisch, mechanisch, anatomisch und wissenschaftlich ist.

Schon vor 25 Jahren sah Alexis Carrel voraus, daß der letzte Auftritt der Golddynastie viel dramatischer und grandioser als der Untergang des römischen Kaiserreiches werden müsse.

Der amerikanische Pragmatismus wurde von bedeutenden, doch mehr oder weniger exklusiven Denkern wie William James, John Dewey und Mortimer Adler (Chef-Herausgeber des Sintopicon, der so exklusiv war, daß er dem Sintopicon den Namen gab "Encyclopedie der Definitionen der Welt", obgleich er die großen Denker des Ostens ausschloß) klar erkannt. Damals fühlte ich mich verpflichtet, Adler zu schreiben, daß seine Encyclopedie nur eine Semi-Encyclopedie sei.

Die Liquidation des exklusiven westlichen Weltbegriffs muß kommen, weil er auf Unwissenheit und Mangel an vorausschauendem Studium der vorhergegangenen Zivilisationen beruht.

Es ist unsere Pflicht in dieser furchtbaren Zeit, dem amerikanischen Volk das größte Geschenk, daß wir im Osten zu geben haben, anzubieten; es ist unser kostbarster, von unseren Vorfahren auf uns überkommener 5000 Jahre alter Schatz. Seit dem ersten Besuch eines Amerikaners, Admiral Perry, in Japan, vor 100 Jahren, schulden wir der westlichen Zivilisation viel.

Wir müssen unseren unsichtbaren, von den Ahnen ererbten Schatz, das All-Eine-Prinzip der Freiheit, der Gesundheit, des Glücks und des Weltfriedens demütig, aber voll Vertrauen, anbieten.

Dieses All-Eine-Prinzip, Yin-Yang, haben unsere alten Philosophen entwickelt. Im Gegensatz zur westlichen Philosophie, Wissenschaft und Technik, die deterministisch, analytisch, anatomisch und atomisch sind, ist unsere Philosophie, wie auch unsere Wissenschaft und Technik paradox, dialektisch, panoramisch, universal, sie ist ein alles umfassender, alles vereinigender, schöpferischer Begriff. Mitunter wird er "Satori", "Weg des Zen", "Mahayana Buddhismus", "Taoismus", "Shintoismus", "Vedanta", usw. genannt.

Die Einführung dieser alten Philosophie des Ostens mit ihrer biologischen, physiologischen Technik, "Makrobiotik" (eine Anwendung unserer Philosophie als der Kunst der Langlebigkeit und Verjüngung in den Westen, wird sehr interessant werden.

Hier haben Sie eine Begegnung des Fernen Ostens mit dem Fernen Westen, sie könnte eine neue Zivilisation erstehen lassen.

1. Meine Vorträge über fernöstliche Philosophie in Los Angeles, San Franzisco und New York.

Im letzten November, sofort nach meiner Ankunft in den USA, begann ich meine Vorträge über die Philosophie und die Medizin des Fernen Ostens. Ich hielt sie in Los Angeles und San Franzisco, aber die meisten fanden in New Yorker Schulen und Instituten, wie die Universale Church, die neue Schule für soziale Forschungen, die Columbia Universität, das New York City College und die Amerikanische Buddhistische Akademie statt.

Ich hatte meine Abreise zweimal verschoben. Aber ich war glücklich, als ich meine Gedanken bestätigt fand: Die vollkommene Verbindung zwischen der paradoxen Philosophie des Ostens und der materialistischen Präzision der amerikanischen Wissenschaft muß verwirklicht werden, damit daraus die unendliche Freiheit und der Friede der Welt erwachsen kann.

Viele meiner Hörer wurden auf wunderbare Weise von "unheilbaren" Krankheiten, ohne irgend eine Medizin oder ärztliche Behandlung geheilt. Ich folgte nur den biologischen, physiologischen, makrobiotischen Richtlinien unserer Philosophie.

In den USA sind 88 954 534 chronische Kranke statistisch erfaßt. Jeder Amerikaner gibt 300 Dollar im Jahr für Krankheit und zur Erhaltung seiner Gesundheit aus. (180 000 000 mal 300 Dollar, das sind 54 000 000 000 Dollar). Man könnte diese ungeheure Summe mit Leichtigkeit sparen, wenn man eine Organisation zur Herstellung und Verteilung makrobiotischer Nahrungsmittel ins Leben rufen könnte. Diese Diät würde Gesundheit, Freiheit, Glück und Unabhängigkeit und das Empfinden für Gerechtigkeit für jedes Individuum schaffen.

Ich wäre glücklich, könnte ich dem amerikanischen Volk die pragmatische, universale und logische Philosophie des Ostens, die ich seit 67 Jahren gesammelt habe, geben. Dank dieser Philosophie lebten alle asiatischen Völker Tausende von Jahren ohne Unglück, ohne Krieg bis die westliche Zivilisation mit ihrem Wohlstand, ihrem Imperialismus und ihrer Kolonisation Einlaß fand.

Nun lassen Sie mich Ihnen einen Einblick in den dramatischen, grandiosen Niedergang des amerikanischen Weltreiches geben.

2. Wer beginnt mit der "Gott-allein-weiß" Diagnose (Der verzweifelte Ruf der amerikanischen Ärzte im medizinischen Teil der TIMES, März 1960)

In den Vereinigten Staaten gibt es 88 954 534 statistisch erfaßte chronische Kranke nach Dr. W. Coda Martin, dem Chef der Geriatric Klinik des Metropolitan Hospitals in New York. Dr. Martin sagt: "Nicht nur die Hälfte der Bevölkerung hat eine Form von chronischer Erkrankung, sondern von dem Rest sind nur 13% frei von jeglicher Art von physischem Defekt.

allergische Störungen	20 000 000
Krankheiten des Nervensystems	15 000 000
Psychose und Psycho-Neurose	16 000 000
Arteriosklerose und Herzkrankheiten	10 000 000
geistig zurückgebliebene Kinder (jede 15. Minute wird ein zurückgebliebenes Kind geboren)	3-5 000 000
Magen-u. Zwölffingerdarmgeschwüre	8 500 000
Krebs	700 000
Muscular Dystrophie (Muskelschwund)	100 000
Tuberkulose (jährlich werden 100 000 neue Fälle registriert)	400 000
Multiple Sklerose	250 000
Cerebral palsy (Gehirnlähmung)	150 000
- - - - - - -	
Sehdefekte	10 800 000
verschiedene Arten von Taubheit	10 000 000
Sterilität	15 000 000
Übergewicht	32 000 000
Alkoholiker	4 000 000
jugendliche Verbrecher	2 000 000

Von 200 Soldaten, die im Krieg um Korea getötet wurden, und bei denen man Autopsie vorgenommen hatte, wurde festgestellt, daß annähernd 80% herzleidend waren.

Die Anfälligkeit für Herzerkrankungen in Amerika wurde mit der Sterbeziffer der von schwarzen Blattern im Mittelalter Befallenen verglichen. Jedes Jahr sterben in dem Land 230 000 Männer und 130 000 Frauen an Herzleiden, und ungefähr eine Million erleiden mehr oder weniger schwere Anfälle. Im Hinblick auf Coronarerkrankungen seien die Vereinigten Staaten "eines der ungesundesten Länder der Welt" berichtete Dr. Paul White, der Präsident Eisenhower während seiner Herzanfälle behandelte und Dr. Joliffe 1956 dem Kongreß. Dr. White nannte die Herzkrankheit "die moderne amerikanische Epidemie".

Präsident Eisenhower berichtete 1954 dem Kongreß, daß 25 Millionen jetzt lebender Amerikaner verurteilt wären, an Krebs zu sterben, wenn es nicht gelänge, die Sterblichkeit an Krebs herabzusetzen. (Ungefähr 95 Millionen an Herzleiden.)

Leukämie und Lungenkrebs gehören zu den häufigsten Todesursachen. Nach den Zahlen der Metropolitan Lebensversicherung beträgt die Zahl der an Leukämie Gestorbenen ungefähr die Hälfte aller, die dem Krebs zum Opfer gefallen sind, und zwar sind es meistens Kinder unter 15 Jahren.

Nach der Statistik dieser Lebensversicherung entfallen 30% der gesamten Sterblichkeit an Lungenkrebs auf Männer zwischen 55 und 64 Jahren. Das sind mindestens 300% mehr, als die damit verglichene Todeszahl an Magenkrebs auf der folgenden Seite. (In Japan ist genau das Gegenteil der Fall.

Magenkrebs steht an allererster Stelle. Warum? Das ist sehr einfach, vergleicht man beide miteinander, dann ist Lungenkrebs mehr Yin und Magenkrebs mehr Yang. Das bedeutet, daß der amerikanische Mörder (Krebs) viele subtile Faktoren besitzt, die viel wirksamer, unsichtbarer und schrecklicher als bei dem japanischen Krebs sind: Chemikalien, cybernetische Nahrung und durch die Industrie hergestellte Drogen.

Die Mehrzahl der unvermuteten Krebsfälle unter den Amerikanern wurde durch zufällige Untersuchungen bei augenscheinlich gesunden Personen entdeckt. Bei einer der Reihenuntersuchungen wurde nach Dr. Walter E. O'Donnell von der Strang Cancer Prevention Clinic (Krebsverhütungsklinik), bei 491 augenscheinlich gesunden, im Arbeitsverhältnis stehenden Männern in New York City 1958 sechs Krebsfälle und 36 Verletzungen, die zu Krebs führen könnten, festgestellt. Dr. O'Donnell sagte, daß nur einer der 42 Männer mit Krebs oder Verletzungen Symptome gehabt hätte, die ihn veranlaßt haben würden, zum Arzt zu gehen.

Im selben Jahr stellte man bei einer anderen medizinischen Durchleuchtung in New York City bei 297 Männern und 290 Frauen 18 Krebsfälle fest. Zwölf dieser Männer besaßen 98 krebsermöglichende Vorbedingungen und 95 gutartige Tumore. 6 Frauen mit Krebs erfüllten 147 dieser Bedingungen, 119 wurden an der Brust und Unterleibsorganen entdeckt. Auch bei den Frauen waren 80 gutartige Tumore vorhanden. Frauen und Männer zusammen besaßen also 362 krebsbildende Vorbedingungen. Mehr als 80% der Männer und 80% der Frauen sind also, ohne es zu wissen, im Begriff im Maul des Menschenfressers Nr. 2 zu verschwinden. Wie schrecklich ist das! Die Tatsache ist viel unglaublicher als die Vorstellung. Wären 60% Ihres Körpers im Feuer, ohne das Sie es wüßten, auch nicht 'warum', und wie Sie der herannahenden Katastrophe entkommen könnten, brauchten Sie sich nicht mehr vor der Hölle zu fürchten, weil Sie sich schon lange mit allem Komfort, Medikamenten und Lebensversicherungen, ja auch von Krankheiten umgeben, darin befinden.

Noch dunkler ist das Bild der allgemeinen Gesundheit der Nation. Jeder 10. Amerikaner verbringt sein Leben in einer Nervenheilanstalt. "Und ihre Zahl nimmt immer noch zu. Unsere Sorge ist größer als wir dachten", sagte M.Gormon, der 1. Direktor des National Komites für geistige Gesundheit. Das Monopol der amtlichen Medizin wird von Gesetz und Regierung geschützt, aber es kennt seine völlige Unwissenheit über Gesundheit, Leben und Glück nicht und ist unfähig, diese Krankheiten zu verhindern.

Es gibt noch andere ernste chronische Krankheiten, an die die Nation leidet. 1957 wurde durch das National Institut für Gesundheit festgestellt, daß 100 000 000 Amerikaner während der Wintermonate an Erkrankungen der Atemwege litten. Während der 4 Wintermonate 1959-1960 habe ich in Carmel und in New York City kein Tier gesehen, daß durch die Kälte litt, im Gegenteil, sie genossen den kalten Winter ohne Heizung und kostbare Überkleider. Je kärglicher die Nahrung, um so besser bekommt sie. Der zivilisierte Mensch hat diese Anpassungsfähigkeit verloren und damit seine unendliche Freiheit. Die unendliche Freiheit wurde heimlich oder bewußt in eine endliche und bedingte (Sinnesbefriedigung) umgetauscht. Die Freiheit von Sklaven und Gefangenen trägt so schöne Namen, sie wird "Komfort", "Vergnügen", "hoher Lebensstandard" genannt. Das ist der größte Fehler und das Verbrechen der modernen Demokratie und der alles mechanisierenden Zivilisation, deren Siegeslauf immer schneller und schneller wird.

3. Wieviel hat jeder zu bezahlen, damit eine Zivilisation stirbt?

Jeder Amerikaner gibt im Jahr 300 Dollar für direkte medizinische Behandlung aus. Das macht für die USA 54 Milliarden Dollar. Das ist ein ungeheurer Verlust. Dazu kommen aber noch Unsummen für regelmäßige medizinische Betreuung, für Medikamente, die Schlaflosigkeit, Mißbehagen und Schmerzen beheben sollen:

Aspirin	an 15	Millionen Dollar
Schlafmittel	mehr als 100	" "

Als Geldverlust kann auch bewertet werden:

Arbeitsausfall d. Krankheit	5	Milliarden Dollar
Arbeitsausfall wegen längerer Krankheit	1,7	" "
Ausgaben der Regierung für Gesundheit	2,5	" "

Dazu kommen noch die Riesenbeträge, die für Krebsspezialisten für die Suche nach dem Krankheitserreger ausgegeben werden.

Und nun das Geld für die Herstellung von Atombomben, Werkzeuge um das Volk und die Zivilisation auf dem direktesten Wege zu töten, dazu gehören auch die Nahrungsmittel und Getränke, die durch ihre chemische Zusammensetzung Krebs erzeugen. So hoch sind also die Beträge für den Mord an der Zivilisation des amerikanischen Weltreichs. Und die Schuld dafür liegt in der amerikanischen Unkenntnis der Gesetze des unendlichen Alls und seiner Gerechtigkeit. Darum sind die Führer der Religion und der Erziehung des Landes in erster Linie für den Niedergang der Zivilisation verantwortlich, dann folgen aber gleich die Führer in der Medizin.

4. Die wirkliche Ursache von Krankheit, Unglück und Krieg.

Nach unserer Philosophie gibt es nur eine Ursache für alle Krankheiten: Unwissenheit über den Aufbau des unendlichen Alls und seines All-Einen-Prinzips. Verstehen wir diese Philosophie, können wir jede Krankheit -selbst ohne jedes Heilmittel oder Operation- heilen. Wir müssen nur strikt in Übereinstimmung mit den Gesetzen des unendlichen Alls essen.

Die Verletzung dieser Gesetze ist die einzige Ursache alles menschlichen Unglücks. Unglück ist die Folge unseres täglichen Verhaltens. Unser Verhalten wird von unserer Urteilskraft bestimmt. Unglück kommt, wenn unsere höchste Urteilskraft durch unkorrektes Essen und Trinken verdunkelt ist. Dieser Mißstand kann nur durch eine erneuerte biologische Erziehung im Einklang mit der Ordnung des Universums beseitigt werden.

Was den Krieg betrifft, müssen wir 4 Faktoren in Betracht ziehen:

1. Eine Regierung, die den Aufbau des Universums nicht kennt.
2. Ein Volk, das den Aufbau des Universums nicht kennt.
3. Alle Kriegswaffen, die nichts weiter sind als materialisierte Angst.
4. Glaube oder Vertrauen auf Macht ist das Kennzeichen der Unkenntnis des Aufbaus des Universums.

Mit anderen Worten, diese 4 Faktoren sind nur verschiedene Bezeichnungen der gleichen Unwissenheit.

Nach der Philosophie des Fernen Ostens müssen wir mit Hilfe der Diät zuerst lernen, glücklich, fröhlich, interessant und amüsant zu leben, daraus folgend könnten wir glückliche und gesunde Familien haben, und sicher fühlten wir uns dann verpflichtet, unsere Umgebung durch Teilhaben an unserem Glück denselben Weg zu führen. Fügt sich nun jeder in die Ordnung des Universums, wäre der Weltfrieden sehr schnell verwirklicht. Jede Sozialreform, jede blutige und zerstörende Revolution wäre unnötig.

5. Schulerziehung und versagende Religion.

Nach meinen eigenen Beobachtungen während dieser vier Wintermonate steht es um die Gesundheit Amerikas noch viel schlechter, als die Statistik verzeichnet. In der Untergrundbahn, auf der Straße, in den Schulen konnte ich weder ein Kind noch einen Schüler entdecken, der 60 Punkte von den 100 Punkten meiner "Sechs wichtigen Bedingungen der Gesundheit und des Glücks" hätte bekommen können. Von diesem Standpunkt aus ist die denkende und urteilende Fähigkeit aller Durchschnittsamerikaner gleich Null. Sie haben das Denken verlernt, sie sind allzu sehr an ihr "drück-den-Knopf-, den-Rest-will-ich-selbst-tun-System", gewöhnt.

Außerdem sind sie zu pragmatisch und zu encyklopädistisch erzogen. Das heißt, sie sind nur zu guten Arbeitern (Maschinenmenschen oder Sklaven) erzogen. Sie denken nicht und können nicht denken. Pascal sagt: Der Mensch ist ein denkendes Rohr", und er war der erste, der eine Rechenmaschine erfand. Wäre er heute in Amerika, würde er sagen: "Der Mensch ist eine nicht denkende Kuh". (Die Kuh wird geboren, um ausgebeutet zu werden. Sie kennt die Freiheit nicht, mit welcher sich die wilden Tiere ihres Lebens freuen.)

In keinem anderen Land habe ich so viel Menschen gesehen, die nicht denken und nicht mit ihrer eigenen Urteilskraft urteilen konnten. Sie haben Augen und Ohren, aber sie können nicht sehen und nicht hören. Sie sind nur unglaublich mißtrauisch. Sie wissen um die relative, begrenzte, vergängliche Welt, in der nichts konstant ist, keine Freiheit, kein Glück, keine Gerechtigkeit, aber um die unendliche, absolute und ewige Mutterwelt wollen sie nicht wissen. Sie lieben nicht einmal das Wort "Unendlichkeit".

In den materialistischen und wissenschaftlich gebildeten Ländern gehen die Menschen viel öfter in die Kirche, als in wirklich religiösen Ländern wie Indien. Das ist widerspruchsvoll und amüsant. Ist es nicht sinnlos, daß ein Volk, das die Ewigkeit nicht kennen will und der relativen Welt derartig verhaftet ist, Kirchen besucht?

Auch ihre Religion lehrt gleich allen anderen Religionen: "Liebe deine Feinde", "Gib alles, was du hast, auch dein Leben und folge mir nach", "Halte die andere Wange hin"... Aber ich habe in diesem Lande keinen einzigen Menschen gefunden, der nach dieser fundamentalen Lehre gelebt hätte. Im Gegenteil, das Gesetz (die größte Macht) verfolgt sehr streng den Feind der Gesellschaft, besonders, wenn er arm ist, statt ihn zu lieben. Der Reiche entschlüpft mit seiner Spezialwaffe "Geld" dem Gesetz. Große Gangster werden oft getötet, keiner hält seine andere Wange hin, und doch dienen die Verbrecher am meisten unserer Erziehung, sie dürften niemals getötet oder bestraft werden. Warum werden nicht die, die Verbrecher und Missetäter schaffen, anstelle der Verbrecher und Missetäter bestraft?

Das gleiche gilt für die Medizin. Man verfolgt die Mikroben

(Viren und andere eingebildete Feinde), die doch genau wie wir von Gott erschaffen wurden. Niemand liebt sie. Niemand fragt, warum der barmherzige Gott sie schuf und sie tagaus, tagein weiter erschafft, und warum sie den einen angreifen und den anderen nicht.

Und nun zur Kriegsindustrie im Namen der Gerechtigkeit, des Friedens und der Freiheit. Kann Gerechtigkeit zerstören, kann Friede blutig sein, kann Freiheit durch Macht gewonnen werden?

Hat Bertrand Russel recht, wenn er sagt: "Wir leben in der Welt des Wahnsinns?" Ist die Mentalität der Zivilisation selbst die eines geistig kranken Volkes ?

Ist das Fehlen der höchsten Urteilskraft nicht selbst Wahnsinn ?

Nach der alten Philosophie des Ostens kommt alles Unglück des Weltreiches des Goldes des 20. Jahrhunderts aus der kranken Religion, der Schulerziehung und dem Essen und Trinken wider alle Vernunft.

Wer aber glaubt, ich sei ein Feind dieses Reiches, irrt sich. Ich liebe dieses grandiose Weltreich. Ich bewundere es. Meine Philosophie heißt All-Liebe; sie umfaßt alles. Sie kennt nur das alles einigende, alles bedenkende Prinzip. Ihr "Recht zu sein" ist, alle Antagonisten komplementär zu machen.

Die westliche Zivilisation braucht nichts aufzugeben. Sie kann auf ihrem Weg des Fortschrittes weiter und weiter schreiten, sie soll auch nur wieder zurückfinden und neue Urteilskraft gewinnen. Empfehle ich ihr die Einbeziehung der östlichen Philosophie, soll sie nur ihren Lebensweg mit Hilfe unserer paradoxen Dialektik rechtfertigen und dadurch stärker werden.

6. Der letzte Verzweiflungsschrei der Medizin.

> Jedes geteilte Reich ist zur Auflösung verdammt; und jede Stadt oder jedes Haus, in dem Uneinigkeit herrscht, soll nicht stehen bleiben.

Im TIMES Magazin vom 7. 3. 60 ist ein sehr wichtiger Artikel zu lesen: "Die Grenzen des Spezialistentums". Er bestätigt meine Beobachtungen und Schlußfolgerungen über die Gesundheit und die Medizin Amerikas. Je analytischer und mikroskopischer die Fortschritte der Medizin sind, um so eine größere Spezialisierung ist notwendig. Es gibt so viele Spezialisten, daß der Patient immer unfähiger wird, sich hindurchzufinden. Die Aufteilung der medizinischen Praxis geht so weit, daß sie sogar die Spezialisten verwirrt. Der vergebliche Versuch der Ärute, eine klare interne Aufteilung zu finden, trat, als 1081 Ärzte aller Kategorien bei den "Medical Economics" eingeschrieben werden sollten, klar zu Tage. Mehr als 91% konnten juristisch nicht einig werden, wo die Trennungslinie zu ziehen sei. Obgleich viele Spezialisten übereinstimmten, daß "etwas für ihren eigenen Seelenfrieden und zum Wohl der Patienten" getan werden müsse, hatten nur wenige konstruktive Vorschläge. Noch charakteristischer ist die verzweifelte Klage: "Wo ist der Anfang der 'Gott allein kennt die Diagnose' ?" Weder die verwirrten Ärzte - noch die verwirrten Patienten waren fähig eine Antwort darauf zu finden.

Da die Spezialisten in der analytischen, medizinischen Wissenschaft am fortgeschrittensten sind, symbolisiert diese Klage die Trostlosigkeit der westlichen Medizin. Die Medizin ohne Spezialisten ist einem Pfau ohne Federn und Schwingen vergleichbar. Analytische Wissenschaft ohne analytische Technik ist unmöglich. Sie hat keine "Existenzberechtigung".

Sie ist der Tod der analytischen Medizin!

Das Leben ist nicht analytisch, Gesundheit, Gerechtigkeit, Freiheit und Glück sind schöpferische, universale und kontemplative Anpassungsfähigkeit.

Diese verzweifelte Klage der Spezialisten ist ein ehrliches Bekenntnis, daß die Medizin im Sterben liegt. Die offizielle Medizin, die die wirklichen Schöpfer der glänzenden Zivilisation der Golddynastie getötet hat, ist tot. Die letzten Worte eines Sterbenden sind immer ehrlich und wahr. Das letzte Wort "Gott allein weiß" ist sehr gut. Keiner der konfusen Ärzte und Patienten hat eine Antwort. Aber es gibt schon mehr als hundert Amerikaner, die entgegnen können:"Ich kenne die göttliche Heilkunst". Sie haben meine Lehren gehört und haben viele Heilungen gesehen: Heilungen des Körpers und der Seele durch richtiges Essen, ohne jede Medizin oder Behandlung.

Meine Medizin ist nichts anderes als das All-Eine-Prinzip der Yin-Yang-Philosophie des Ostens auf unser tägliches Leben übertragen.

Es ist die Grundlage aller östlichen Religionen: Buddhismus, Christentum, Islam, Judentum, Taoismus und Shintoismus, u.a.

Nach meiner Medizin kann sich jeder selbst heilen. Freiheit, Gerechtigkeit und Glück können niemals von anderen gegeben werden. Werden sie es doch, erzeugen sie eine lebenslange Schuld. Vor allem muß der Mensch unabhängig werden. Meine Medizin vernichtet keine Symptome mit Gewalt, sie ist die Philosophie des Glückes und der Gerechtigkeit, und jeder kann sie erlernen.

Ich bin nur ein einfacher Dolmetscher der alten Philosophie des Ostens und wäre unendlich glücklich, wenn ich den Fernen Osten und den Fernen Westen vereinigen könnte. Ihre Vereinigung allein könnte den Weltfrieden schaffen und der Menschheit unendliche Freiheit schenken.

7. Die physiologische und medizinische Revolution in Mao-tse-tungs China.

Nach dem New Yorker TIMES Magazin vom 28.2.1960 hat in Mao-tse-tungs China eine neue medizinische und physiologische Revolution begonnen. Das ist die erste und vielleicht auch die letzte in der Geschichte. Die Verfasserin dieses Artikels "Medizin in China: Geschichte einer Revolution", Peggy Durdin, kennt die Medizin, die Biologie, die Philosophie Chinas nicht, vielleicht noch nicht einmal die Sprache. Es ist ganz natürlich, daß sie viele Fehler in ihrem interessanten Bericht macht, wie viele Journalisten in Ostasien. Es ist nicht wichtig, aber sehr interessant und amüsant.

Etwas ist in diesem Bericht für mich von großer Wichtigkeit. 70 000 Ärzten, die die jetzt nach der westlichen Medizin behandelt hatten, wurde befohlen, die traditionelle altchinesische Medizin, die von 500 000 alten Praktikern ausgeübt wird, zu erlernen.

Während des letzten Jahrhunderts führten Männer im Osten die westliche Medizin ein, und ihre Regierungen erlaubten ihnen, diese neue Medizin neben der alten traditionellen auszuüben. Keine westliche Regierung kann mit dieser Toleranz aufwarten. Nur eines hat der Westen vom Osten übernommen: vor

1800 Jahren das Christentum. Seither hat er alle Türen vor der Philosophie des Ostens verschlossen. Er nahm nur, was ihm Komfort und Vergnügen verschaffte: Gold, Silber, Diamanten, Erze, Petroleum, kostbare Steine, Gewürze, Wohlgerüche, Indigo, usw.. Dank ihrer östlichen Kolonien konnten England und Frankreich ihre prunkvollen Reiche erbauen, während sie ihren christlichen Glauben vergewaltigten.

Der Osten gab all seinen Reichtum, sogar das von den Ahnen ererbte Land. Sie setzten die Lehre in die Tat um: "Widersetze dich nicht, nicht einmal dem Bösen, so dich einer auf die rechte Wange schlägt, halte ihm auch noch die Linke hin".

Wenn sie sich heute gegen ihre Lehrer erheben, oder der westlichen, christlichen Hypokrise müde sind, gehorchen sie nur den Lehren aus dem Westen. Sie erkennen, daß ihre geliebte, einzige Tochter, das westliche Christentum, gekidnapped, verstümmelt und vergewaltigt wurde.

Das gleiche gilt für die Medizin.

Alles auf dieser relativen, ewig kreisenden Welt wechselt, auch Monopole und Autoritäten. Nichts ist endgültig und statisch. Was ein Gesicht hat, hat auch einen Rücken, was eine gute Sitte hat, hat auch eine schlechte. Was einen Anfang hat, muß auch ein Ende haben. Was Vorteile hat, hat auch Nachteile. Nur das universale logische Prinzip bleibt ewig unverändert. Da gibt es nichts, nur Yin und Yang. Einer der Gründer Amerikas verbot die Monopolisierung der Medizin. Ich ziehe den Hut vor ihm. Kann ich hoffen, daß man die vorausschauende Klugheit dieses Mannes eines Tages einsieht? Die offizielle Medizin von heute ist zu sehr monopolisiert, sie ist beinahe eine Diktatur ohne Toleranz und Selbstkritik.

8. Die "Gott allein weiß" Medizin. - Die biologische und physiologische Grundlage aller Religionen des Ostens.

Wäre Adler nicht so exklusiv gewesen, hätte er eine Gesamtenzyklopädie (Enzyklopädie aller Weltbegriffe) mit seinem "Sintopicon" geschaffen, hätte er das Wissen des Ostens auch eingeschlossen, könnten die amerikanischen Ärzte leicht eine Antwort in der "Gott allein weiß" Medizin auf ihre Konflikte und Hoffnungslosigkeit finden.

Adler und alle seine Mitarbeiter wußten nicht, daß alle großen Denker des Ostens vor allem Lehrer waren, die den Weg zum Glück durch Gesundheit wiesen. Alle großen Religionen und Philosophien lehrten, daß die Medizin im Einklang mit dem unendlichen All heilen müsse.

Aus Mangel an guten Interpreten stehen alle geistigen Führer und ihre Schüler der Mentalität des Ostens fremd gegenüber, auch Levy-Brühl nannte in seinen 4 großen Werken diese östliche Mentalität und Philosophie "Primitive Mentalität", und Albert Schweitzer hat in seinem Buch " Die großen Denker Indiens" ein ähnliches begrenztes Verständnis an den Tag gelegt.

Nachdem ich die verzweifelten Hilferufe der Ärzte gehört habe, kann ich nicht untätig beiseite stehen. Ich habe 67 Jahre im philosophischen Klima des Ostens gelebt, und die 5000 Jahre alte Philosophie und Medizin hat mir das Leben gerettet. Ich habe mein Leben der Aufgabe gewidmet, diese Philosophie im Westen zu verbreiten, und Sie, meine Schüler, müssen auf den Verzweiflungsschrei der Ärzte antworten: "Hier ist die göttliche Philosophie, wendet sie im täglichen Leben an, und ihr werdet fähig sein, die absolute Gesundheit und das Glück zu finden."

Tun Sie dies, können Sie 54 Milliarden Dollar im Jahr sparen. Dies wird die erste biologische und physiologische Revolution der Menschheit sein. Seien Sie nicht exklusiv und zufrieden mit Ihrer eigenen Heilung, belehren Sie alle Ihre Nachbarn.

Einst haben Sie das Christentum vom Osten übernommen, das geschah nicht ohne schwere Kämpfe. Aber das Christentum von heute ist verkümmert und kann unsere täglichen sozialen und biologischen Probleme nicht mehr lösen. Sie müssen ein neues biologisches, physiologisches Christentum schaffen. Dann erst kann es eine wirkliche Vereinigung von Ost und West geben.

9. Meine Prophezeiung.

10 Monate vor der Eroberung Pearl Harbours durch die Japaner habe ich drei Bücher veröffentlicht:

"An der Grenze der Gesundheit der Völker"

"Der letzte und ewige Sieg"
"Welcher Feind zerstört Japan?"

In diesen Büchern sagte ich den tragischen Tod Gandhis voraus, das Ende des englischen Kolonialreiches in Indien, die vollkommene Niederlage Japans zum ersten Mal in 2600 Jahren und den Untergang der Golddynastie des amerikanischen Weltreiches.

Während der vergangenen 47 Jahre sah ich mancherlei soziale, nationale oder internationale, auch persönliche Ereignisse voraus. Fast alle sind zur größten Überraschung vieler eingetreten. Meine Prophezeiungen sind keine mystischen, oder metaphysischen Wahrsagereien, sondern biologische, physiologische Voraussicht. Sie können Ihr Schicksal ändern!

Sie können eine neue Zivilisation erstehen lassen oder aus der Erde eine Hölle machen.

Ich rate Ihnen, eine kleine Gruppe zum Studium östlicher Philosophie zu gründen. Glauben Sie mir, Sie können es, es gibt nichts, was unmöglich wäre.

Sie sind das Salz der Erde.

Haben Sie wirklichen Glauben, dann verstehen Sie den Bau des unendlichen Alls. Dann können Sie zum Berg sagen: Hebe dich auf einen anderen Platz.

x x x

P.S. Ich empfehle Ihnen das Buch: "Das Gift in deiner Nahrung" von W. Longgood (Simon & Schuster, New York, 1960, 3.95 Dollar) zu lesen. Daraus habe ich diese Statistiken.